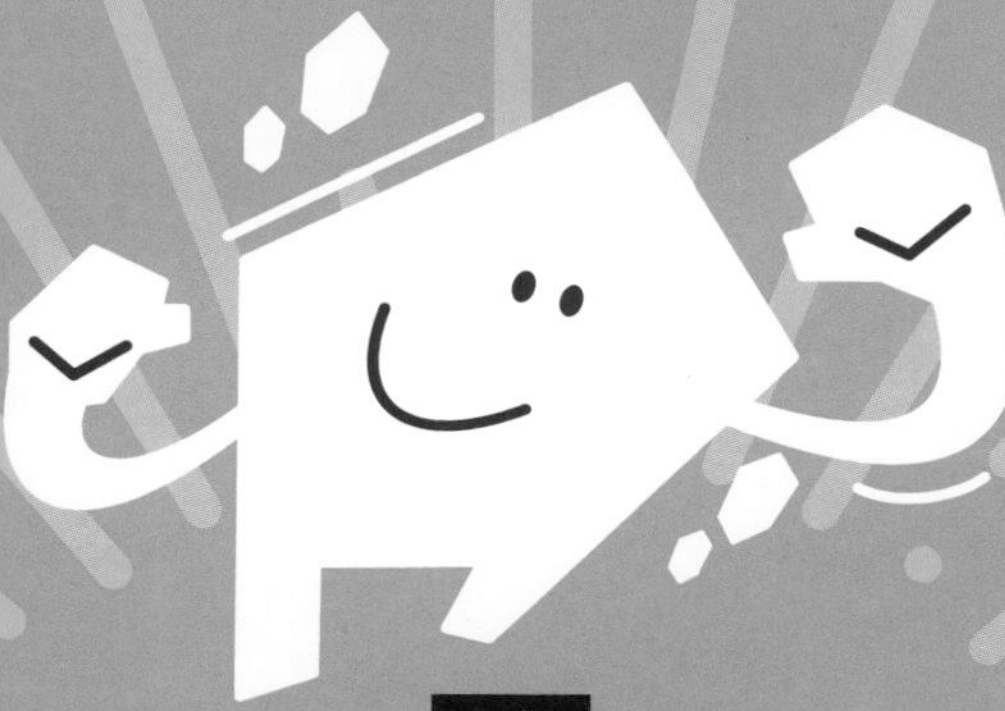

図解

眠れなくなるほど面白い

# 免疫力の話

ク副院長

原新菜 監修

Ishihara

JN029396

日本文芸社

# はじめに

今回の新型コロナ肺炎のことで、自分の生活を見直してみようと思った方は多いのではないでしょうか。

免疫力を上げる生活を続けることがインフルエンザや新型コロナといった感染症だけではなく、長い目で見ると、糖尿病や高血圧、がんといった生活習慣病の予防につながっていきます。

「免疫力を上げる」とは、簡単にいえば「健康レベルを上げる」ことです。昔からいわれている健康にいいとされていた生活が、結果的に免疫力を上げてくれているのです。しかし、この健康になるための当たり前の生活ができていない現代人がとても多いといわざるを得ません。

自粛生活やデスクワークでまったく体を動かさないのに3食をしっかり食べてしまう、お風呂につかるのが面倒くさいからサッとシャワーで済ませてしまう、夜中までパソコンやスマホをいじって毎日寝不足ぎみ、なんでもネガティブに考えがち、どうしてもファーストフードが多くなってしまう……例をあげたらきりがありません。

そこでぜひ覚えてほしいのが「健康レベルを上げる当たり前のことを習慣化してほしい」ということ。3食をいつも満腹になるまで食べるのではなく腹8分目を意識する、どんなに面倒くさくても絶対に湯船につかる、必ず睡眠7時間は確保する、笑顔と感謝の気持ちでポジテ[illegible]る、野菜やお魚を意識してとる……ちょっと意識すればきっと習慣化でき[illegible]す。

そしてもうひとつ、[illegible]なのが「腸内環境」です。乳酸菌やビフィズス菌などの善玉菌が増えると、[illegible]確実に上がります。毎日、みそ汁やヨーグルトなどの発酵食品を必ずひと[illegible]ることをオススメします。

本書では免疫力を高め[illegible]ツがたくさん掲載されています。どれも当たり前のことばかりで決して難しいもの[illegible]はありません。こういった生活を習慣化し、免疫力の高い健康な状態をキープしてみませんか。

イシハラクリニック副院長　石原新菜

巻頭特集

# 免疫力ってなんだ？

## そもそも免疫ってなに？

私たちの周りには埃《ほこり》やウイルス、細菌などさまざまな異物が存在しています。これらが体内に侵入すると病気になったり、最悪の場合は命の危険に陥る可能性もあります。こうした**外敵から体を守っているのが免疫というシステム。皮膚や粘膜で異物の侵入を防いだり、侵入された場合は白血球がその異物を撃退するといった機能がそうです。**風邪をひいたときに熱が出るのも、体が病原体と戦っている免疫反応のサイン。この生きていくうえで欠かせない免疫機能……それを維持していく力が免疫力なのです。

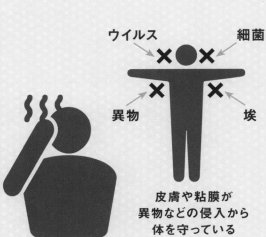

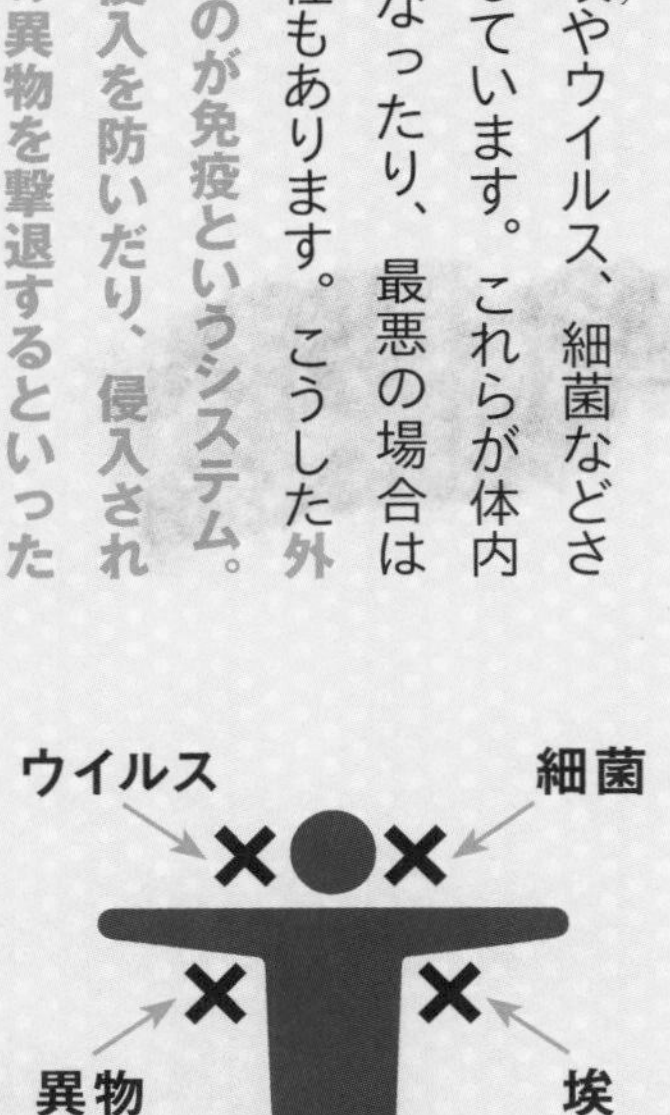


皮膚や粘膜が
異物などの侵入から
体を守っている

風邪をひいて
熱が出るのも
免疫による反応

# 免疫は2段構えの防御システム

**異物から体を守る最初の防御壁は皮膚や粘液。**皮膚は異物の侵入を物理的に防ぎ、唾液や涙などの粘液は殺菌作用で異物を退治します。これらを突破されると、**白血球が病原体を食べて駆除します。**ここまでは誰もが生まれつき持つ**自然免疫**です。そのさきは、免疫細胞が抗体を作って病原体を退治する**獲得免疫**が働きます。**このように免疫は2段構えになっています。**

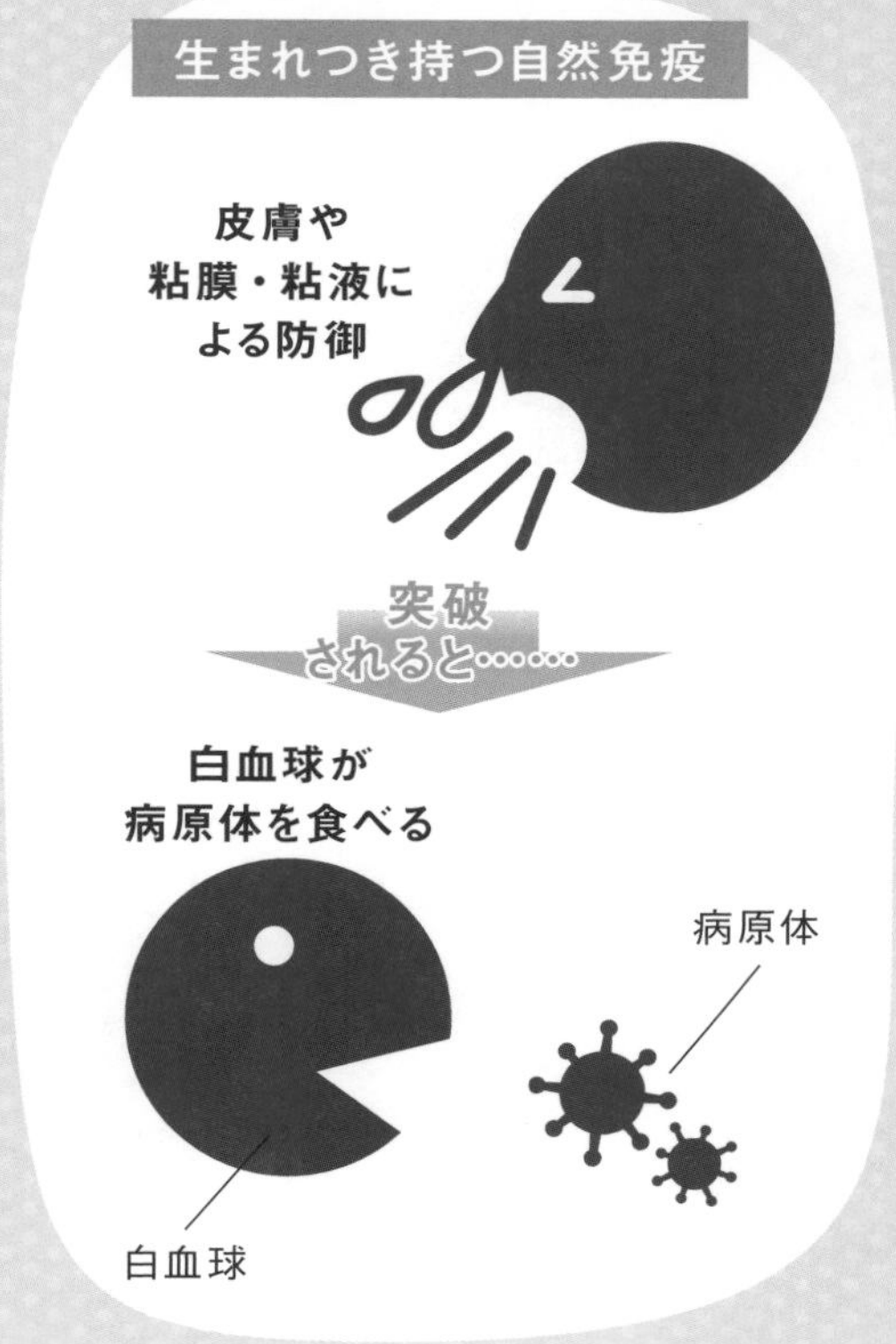
生まれつき持つ自然免疫
皮膚や
粘膜・粘液に
よる防御
突破
されると……
白血球が
病原体を食べる
病原体
白血球

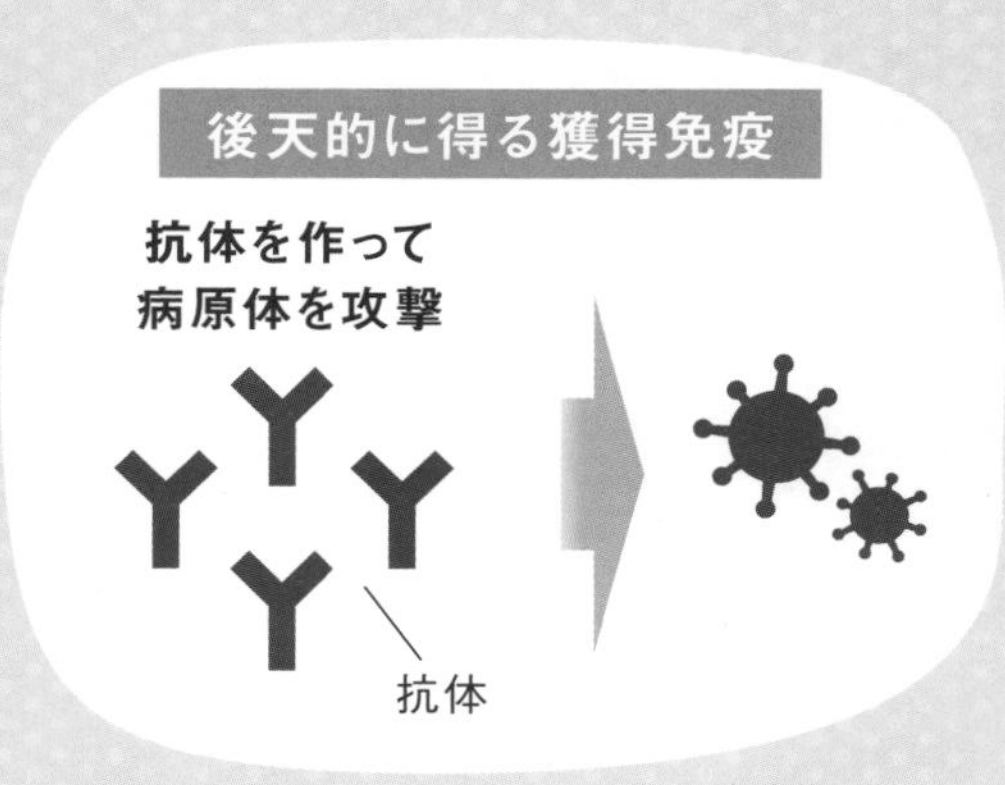
後天的に得る獲得免疫
抗体を作って
病原体を攻撃
抗体

# 免疫の中心となるのは白血球

皮膚や粘膜のバリアを突破されたときに出番となる、白血球による免疫機能。**ここで異物を食い止められないと体は病に蝕《むしば》まれてしまいますから、いってみれば最後の砦《とりで》。**免疫において中心となる大事な部分といえます。

さて、白血球というのは下図のように血液中の成分のひとつですが、ひと言で白血球といってもじつはいろいろな種類があります。その内容を左のページにまとめました。**大きく分けると単球、リンパ球、顆粒球の3種類。このうちリンパ球のT細胞とB細胞が獲得免疫に関係し、そのほかはいずれも自然免疫に関わります。**

ちなみに血液検査で白血球の数値が低いと、これらの免疫細胞が少なく、すなわち病気と闘う力が低い〝要注意〟の状態と診断されます。

血液内の図

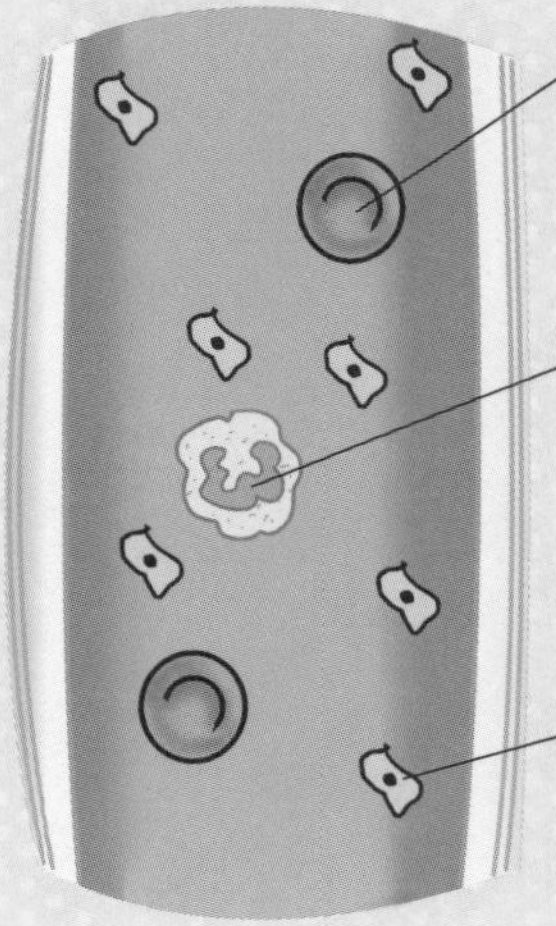

**赤血球**
血液中の細胞成分の大部分を占める。体中に酸素を運ぶ。

**白血球**
体に侵入した異物や細菌を食べたり攻撃したりする。免疫を担当。

**血小板**
傷口で血液を凝固させ、止血する役目を持つ。とくに小さい細胞。

## 白血球の種類と働き

### 単球

白血球のなかでもっとも大きな細胞群。マクロファージと樹状細胞がある。マクロファージは異物をなんでも食べてしまう大食漢で別名「貪食《どんしょく》細胞」。樹状細胞は異物を食べてその情報を記憶し、他の細胞に伝える。

- マクロファージ
- 樹状細胞《じゅじょうさいぼう》

→ 自然免疫チーム

### リンパ球

血液とリンパ管をめぐる細胞群。がん細胞とも戦うNK細胞と、病原体の性質を分析して活動する獲得免疫チームのT細胞およびB細胞がある。一度かかった病気にかかりにくくなるのは、この獲得免疫のおかげである。

- NK細胞《ナチュラルキラーさいぼう》 → 自然免疫チーム
- T細胞
- B細胞

→ 獲得免疫チーム

### 顆粒球

殺菌作用のある顆粒を持つ細胞群。好中球、好酸球、好塩基球がある。好中球はマクロファージとともに自然免疫の中心役で、細菌やカビを食べる。ただし食べたあとは死んでしまい、死骸が膿となって残る。

- 好中球《こうちゅうきゅう》
- 好酸球《こうさんきゅう》
- 好塩基球《こうえんききゅう》

→ 自然免疫チーム

# 白血球は連携して病原体と戦う

さまざまな種類からなる白血球ですが、これらはじつに見事に連携して病原体と戦います。

まず、**自然免疫チームのマクロファージや好中球が病原体を食べて駆除します。**しかしそれだけでは手に負えない場合、他の細胞に助けを求めます。マクロファージが病原体の侵入を知らせ、樹状細胞は病原体の情報を伝えます。

それを聞きつけた**ヘルパーT細胞は攻撃命令を発令。B細胞は病原体に適した抗体を作り、その抗体とキラーT細胞が病原体を攻撃します。**そして病原体を倒したら、サプレッサーT細胞の合図とともに終了です。補足になりますが、T細胞はこれら3種類に分けられます（下図）。

なお、**NK細胞だけは独自に動き、感染細胞やがん細胞などの破壊を行なっています。**

### 3種類のT細胞

**ヘルパーT細胞**

**キラーT細胞やB細胞に攻撃の指令を出す**

**キラーT細胞**

**病原体を直接攻撃する**

**サプレッサーT細胞**

**攻撃終了の合図を出す**

### 独自の働きをするNK細胞

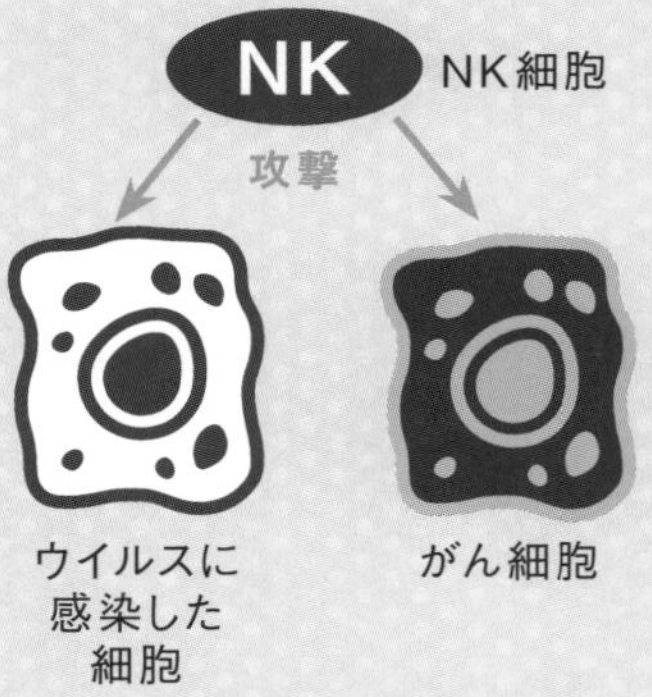
NK
NK細胞
攻撃
ウイルスに感染した細胞
がん細胞

**他の細胞の指令や応援なしに単独でこれらの細胞を破壊する**

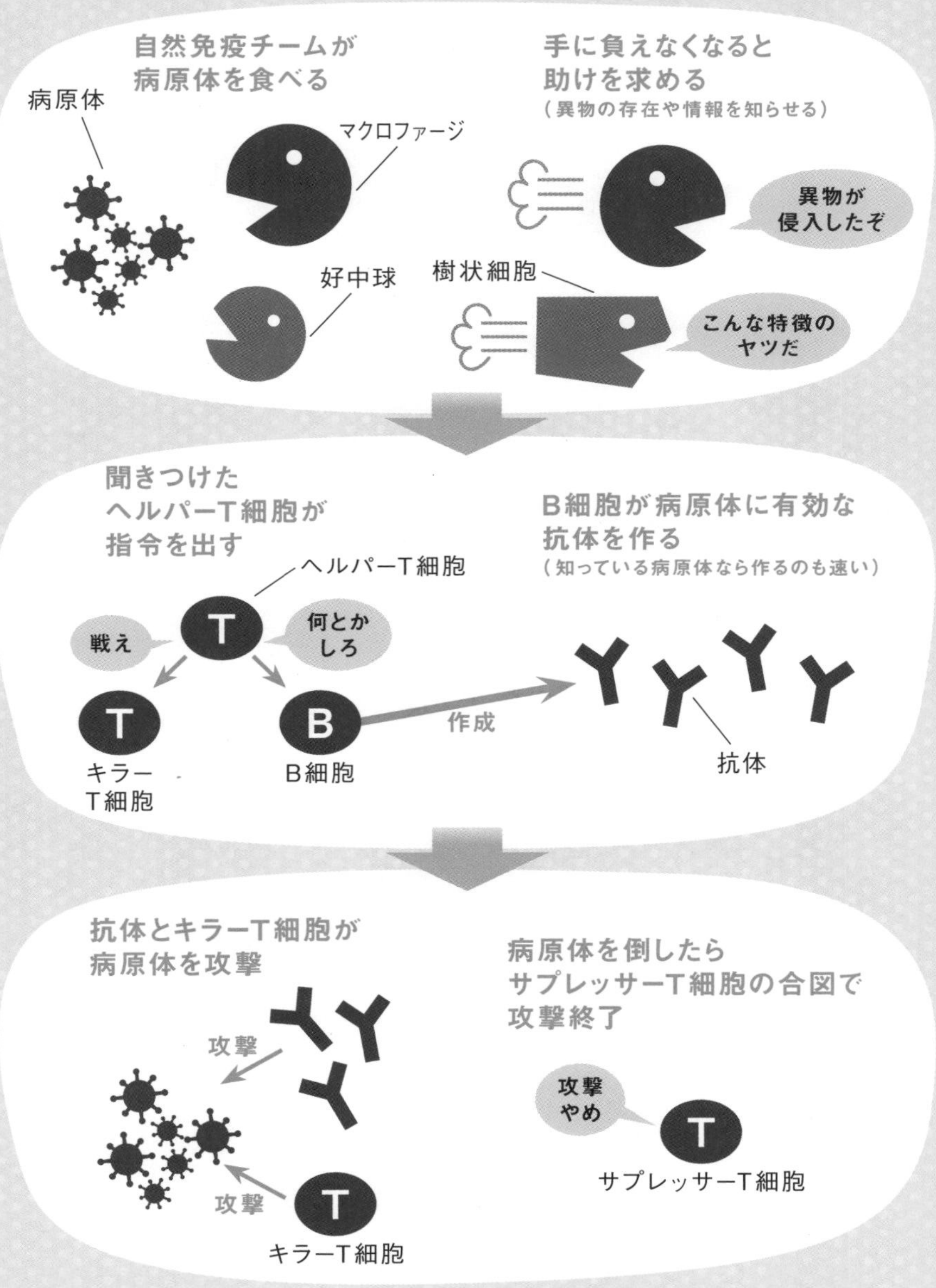
自然免疫チームが
病原体を食べる
病原体
マクロファージ
好中球
手に負えなくなると
助けを求める
（異物の存在や情報を知らせる）
異物が
侵入したぞ
樹状細胞
こんな特徴の
ヤツだ
聞きつけた
ヘルパーT細胞が
指令を出す
ヘルパーT細胞
戦え
何とか
しろ
キラー
T細胞
B細胞
作成
B細胞が病原体に有効な
抗体を作る
（知っている病原体なら作るのも速い）
抗体
抗体とキラーT細胞が
病原体を攻撃
攻撃
攻撃
キラーT細胞
病原体を倒したら
サプレッサーT細胞の合図で
攻撃終了
攻撃
やめ
サプレッサーT細胞

# 免疫力が低下するとどうなるの？

免疫は体を守る大事な仕組みですが、ストレスや加齢、生活習慣の乱れなどにより、その力を発揮できなくなってしまうこともあります。**免疫力が低下すると病原体と戦う力が弱くなりますから、風邪をはじめいろいろな病気にかかりやすくなり、その病気が治りにくくなります。**生活習慣病やアルツハイマー病、胃潰瘍《いかいよう》などは、免疫細胞の働きが鈍ると発症しやすくなる病気のひとつです。そのほか、肌の免疫力が弱まれば肌は荒れやすくなり、粘膜の殺菌力が低下すれば口内炎ができたりします。

このように**免疫力の低下はさまざまな悪影響をもたらしますので、普段から免疫力を高めておくことが大事です。**食事や生活習慣を見直し、免疫力のキープに努めましょう。

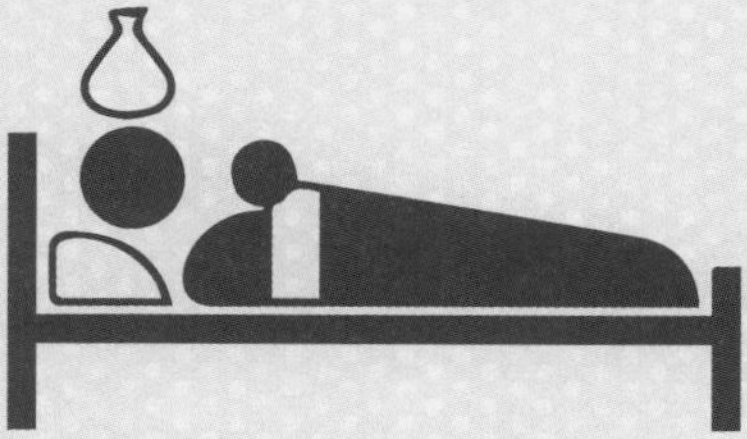

- 病気にかかりやすくなる
- 病気が治りにくくなる
- 感染症で重篤な状態に

そのほかにも……

**生活習慣病**
**アルツハイマー病（認知症）**
**胃潰瘍**
**がん**

などの原因になることも

# 過剰な免疫も悪影響を及ぼす

免疫機能の低下は問題ですが、免疫が過剰に機能するのもじつはよくありません。自分の正常な細胞まで傷つけてしまうのです。

例えば**花粉症などのアレルギー症状は、抗体が過剰に作られることで発生する現象です。ハチに刺されてショック症状を起こすアナフィラキシーも、アレルギー反応のひとつです。**

また、免疫細胞が情報を伝える際にサイトカインという物質を出しますが、これが過剰に発生すると体の各所で炎症が起き、最悪の場合血管が詰まって心筋梗塞や脳梗塞を引き起こします。これはサイトカインストームと呼ばれます。

**こうした免疫過剰は現代の衛生的すぎる環境に起因するともいわれていますが、はっきりとした原因はまだ特定されていません。**

花粉症

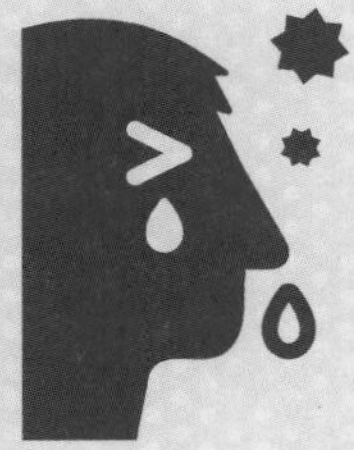

皮膚アレルギー

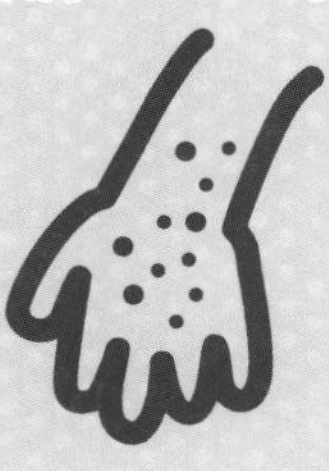

**サイトカインストーム**

感染症などにより
サイトカイン（※）が
過剰に発生

↓

体の各所で炎症が起き、
血栓ができやすくなる

↓

心筋梗塞や脳梗塞、
多臓器不全などを
起こすことも

※サイトカイン……他の細胞に情報を伝える物質

## 第3章 生活習慣や運動で免疫力を上げる

# 第1章

## 自宅で即できる！免疫力を上げる最強の方法5選

第1章
自宅で即できる！
免疫力を上げる
最強の方法5選

# その❶ ダラダラ過ごす

## 体に休息を与えることで、健康にもプラス

仕事においてもプライベートにおいても、とにかく「スケジュールをぎっしり詰め込まないと不安」という人がいます。たしかに、何も予定がなく、どうしていいかわからずにいる時間は、無駄というように考えることもできるでしょう。しかし、仕事はともかく、**プライベートにおいては、「無駄な時間」こそが重要なのです。**

毎日毎日、仕事や家事、プライベートにまであくせくと体を動かしていたら、心が満たされたとしても、体は休息する時間がありません。それでは、**疲れが溜まって免疫力も低下していくのです。さらに、無理に運動の時間などを入れていくと、交感神経が働きすぎるため免疫細胞の働きも落ちてきます。**これでは、せっかく有意義なスケジューリングをしたとしても、体力的には「無駄」となってしまうでしょう。

一番大切なのは、適度な休息をとること。「休みの日にダラダラするのはもったいない」と思わずに、土日が休みであれば、そのうち1日は思いっきりダラダラしてみましょう。

また、趣味や旅行などの時間をとって、心身を休ませるのも効果的です。旅行先でもあれもこれもと動き回るのではなく、景色などを見ながらぼーっとする時間をとれば、リフレッシュになります。

## 忙しくするばかりでは、免疫細胞の働きも落ちる

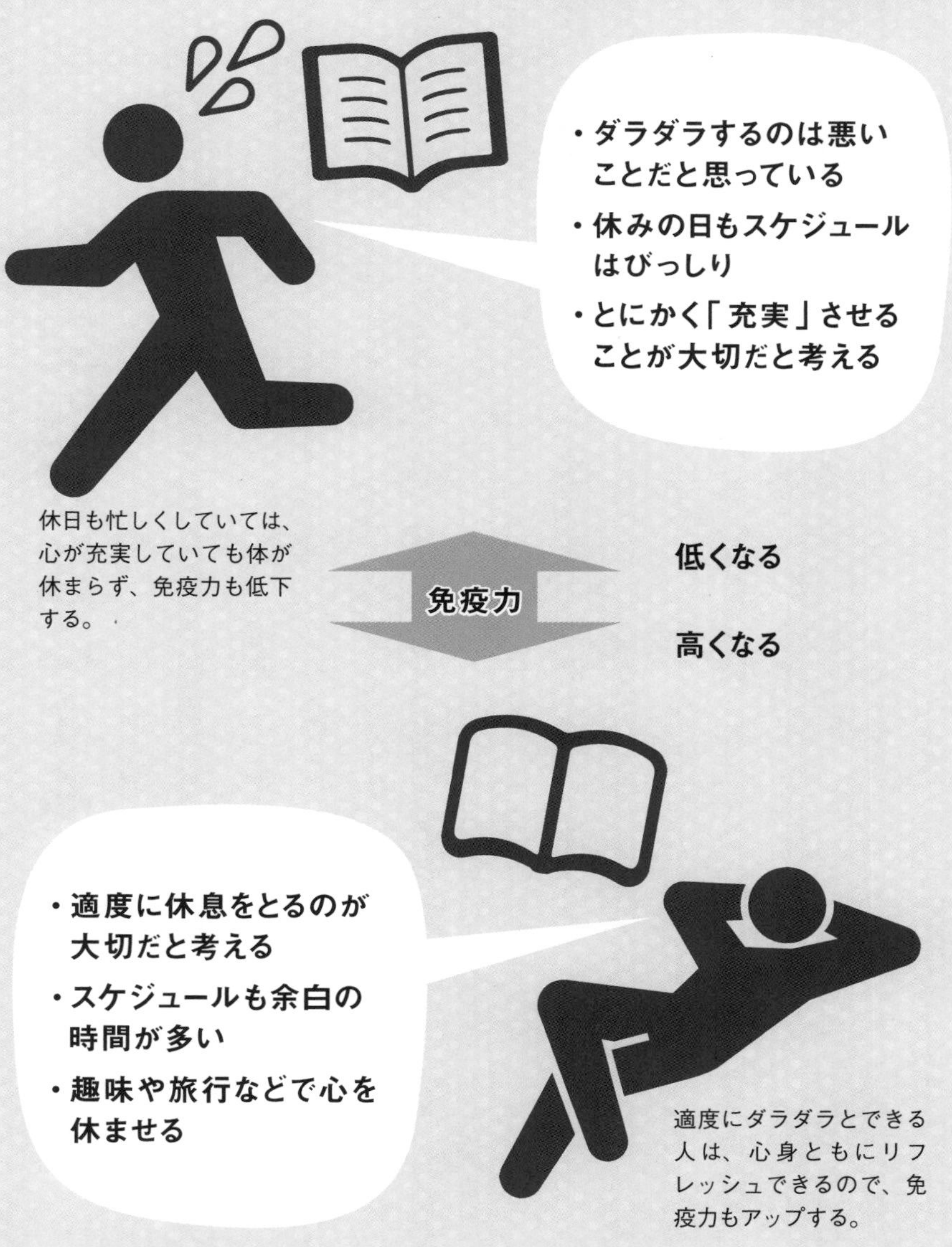
・ダラダラするのは悪いことだと思っている
・休みの日もスケジュールはびっしり
・とにかく「充実」させることが大切だと考える
休日も忙しくしていては、心が充実していても体が休まらず、免疫力も低下する。
免疫力
低くなる
高くなる
・適度に休息をとるのが大切だと考える
・スケジュールも余白の時間が多い
・趣味や旅行などで心を休ませる
適度にダラダラとできる人は、心身ともにリフレッシュできるので、免疫力もアップする。

# その② 空腹状態にする

## きっちり3食食べる必要はない

多くの健康本やダイエット本には、「食事は3食きちんと食べること」と書かれています。それが間違いということではないのですが、これを徹底するあまり、あまりお腹が空《す》いていないのに、「時間になったから」という理由で食事をとっていることはありませんか？　実はこれ、決して体にいいことではありません。

**免疫細胞である白血球は、満腹状態では活発に動きません。逆に、空腹時ほどパワーアップします。白血球は、体内に入った異物を食べて攻撃するのですが、満腹状態で血糖値が上がっていると、その能力は通常の半分ほどに落ち、結果として免疫力も低下するのです。**

日常の生活の中では、朝食や昼食を食べる時間が決められていることも多いでしょう。そんなときには、食べる量を調整して、食べすぎにはならないよう心がけてください。時間より、自分の体の状態に目を向けることが大切です。

例えば、動物はどうでしょう。普段から、お腹が空かなければごはんは食べないですし、病気になったときなどは、じっとして何も食べなくなります。これは、**空腹によって自然治癒力を作り出し、免疫力を上げようとしているのです。**人間も、動物と同じように、お腹が空いたら食べるようにすることが一番で、それ以外のときに無理に食べる必要はありません。

## 「お腹が空いていなくても時間だから食べる」はよくない

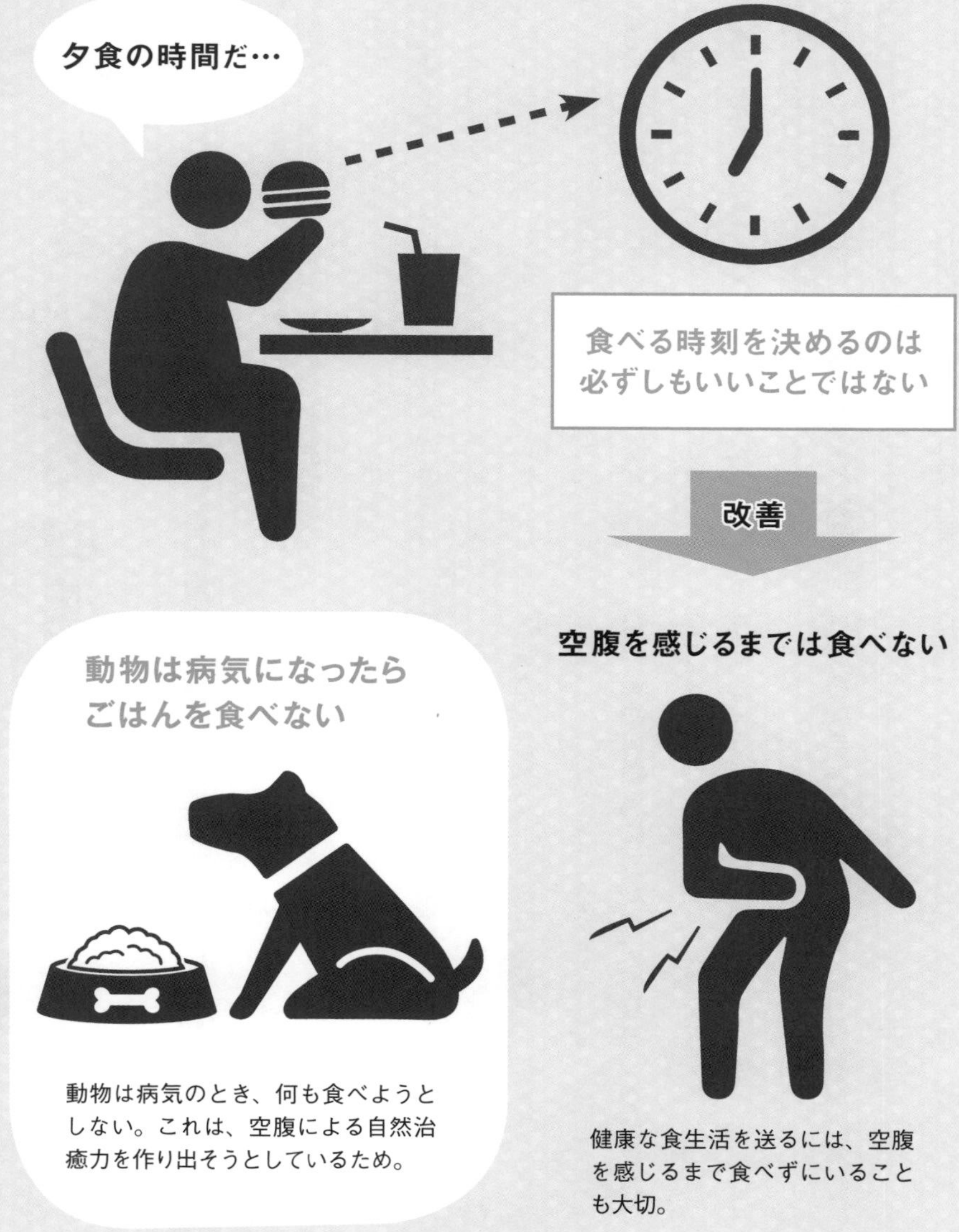
夕食の時間だ…
食べる時刻を決めるのは
必ずしもいいことではない
改善
空腹を感じるまでは食べない
動物は病気になったら
ごはんを食べない
動物は病気のとき、何も食べようとしない。これは、空腹による自然治癒力を作り出そうとしているため。
健康な食生活を送るには、空腹を感じるまで食べずにいることも大切。

第1章
自宅で即できる！
免疫力を上げる
最強の方法5選

# その③ 40℃のお湯に10分つかる

## お風呂とシャワーの使い分けも効果的

免疫力を上げるには、体を温めることが重要です。食事やストレスに注意し、体を冷やさないよう気をつけましょう。そんな中、簡単に体を温められるものといえばなんといってもお風呂です。熱いお湯に首までつかって、じっくりと温まる、一見体にいいように思えますが、じつは、温度によってはこれは逆効果。**42℃以上の熱すぎるお湯に首までつかっていると、心臓や血管に負担がかかってしまいます。高血圧の人であれば、血圧が上昇し、心筋梗塞《こうそく》など血管系の病気を招く恐れもあるので危険なのです。**

体にいいお風呂の入り方は、自分の体調を見極めて、熱いお湯とぬるいお湯を使い分けること。40℃程度のお湯に10分つかるのが適正とされています。夏場や、忙しいときでも、1日1回は湯船に入りましょう。

1日の中でのサイクルに取り入れるなら、朝は熱めの温度に設定したシャワーを浴び、その刺激でしっかりと目を覚まします。そして、**夜はぬるめのお湯につかって、リラックスするのが効果的です**。じっくり入るなら、体への熱の伝わり方が緩やかな半身浴がベスト。どうしても時間がとれないときは、体の末端で血行が滞りがちな手先や足先をお湯につけるだけでもOK。温熱効果を高める、「しょうが風呂」や「塩風呂」などもオススメの入浴方法です。

## 自分の体調を見極めてお風呂の温度を決める

① 熱いお湯に首まで
つかるのは、
心臓や血管に
負担がかかる

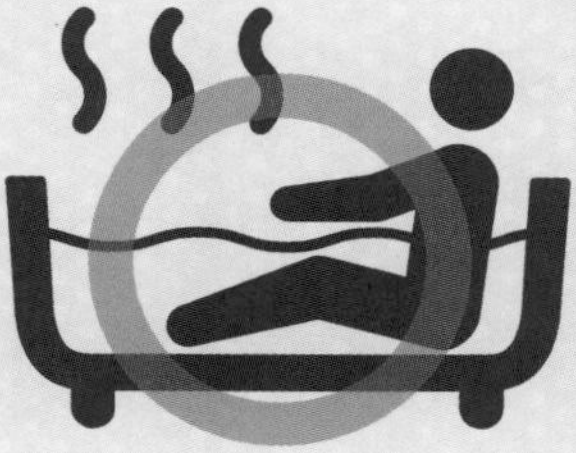

② 40℃程度のお湯に10分つかる
じっくり入るなら半身浴で

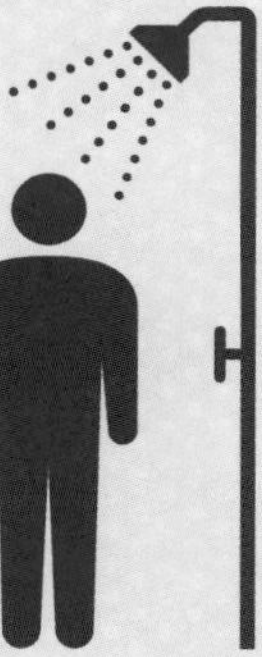

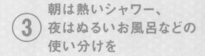

③ 朝は熱いシャワー、
夜はぬるいお風呂などの
使い分けを

### 温熱効果が高まる「しょうが風呂」「塩風呂」

・すりおろしたしょうがを100〜300g入れる
　ゆっくり温まり、最後は体をシャワーで流す

・塩は、自然のものを500gほど入れる
　最後は体を洗い流さなくてもOK

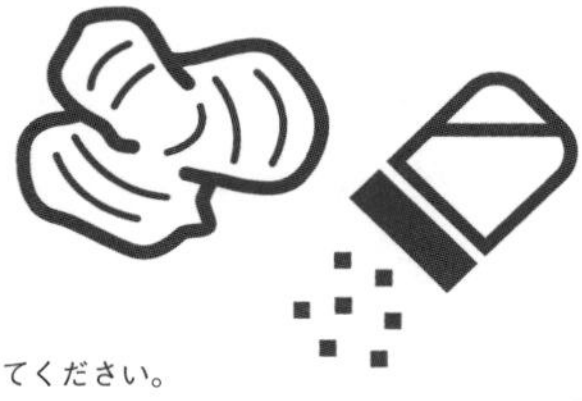

※しょうがや塩は浴槽を傷める可能性がありますので注意して行なってください。

第1章
自宅で即できる！
免疫力を上げる
最強の方法5選

# その④ 7時間寝る

## 睡眠により免疫細胞を活性化させる

人によって睡眠時間は異なります。毎日8時間以上眠らないと寝不足の人もいれば、3~4時間でも十分という人もいます。ただし、免疫学的に見ると、睡眠時間が少ないのは問題があります。アメリカ、カリフォルニア大学サンフランシスコ校の研究では、**睡眠時間が6時間未満の人は、7時間以上の人と比べて、風邪をひく確率が4・2倍であるとの結果が出ています。これは、睡眠時間が短いと自律神経が乱れ、免疫機能に悪影響が出るためです。**

毎日同じ時間に寝て、同じ時間に起きるという生活サイクルを守ることは大切です。しかし、それが慢性的な睡眠不足につながるのでは、健康面で逆効果になってしまうのです。最低でも毎日4時間半、できれば7時間以上の睡眠時間を確保しましょう。ただし、休日の寝溜めはやめておきましょう。**睡眠時間は長すぎても、自律神経が乱れてしまい免疫力の低下を招いてしまいます。**

あとは、可能な限り夜の12時前に眠りにつくように心がけましょう。成長ホルモンは眠っている間に傷ついた細胞を修復して免疫力を高め、肌や髪を再生してくれる働きがありますが、これがもっとも多く分泌されるのが午後10時から午前2時までなのです。

## 日常のサイクルも大事だが、睡眠時間は確保する

### できれば7時間の睡眠を

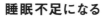


成長ホルモンは、午後10時から午前２時までの間の睡眠中にもっとも多く分泌される。その時間に眠りにつけば、傷ついた細胞を修復して、免疫力を高めるとともに、肌や髪を再生してくれる。

### 睡眠時間が短いと風邪をひきやすくなる

**睡眠不足になる**

↓

**自律神経が乱れる**

↓

**免疫機能に悪影響が出る**

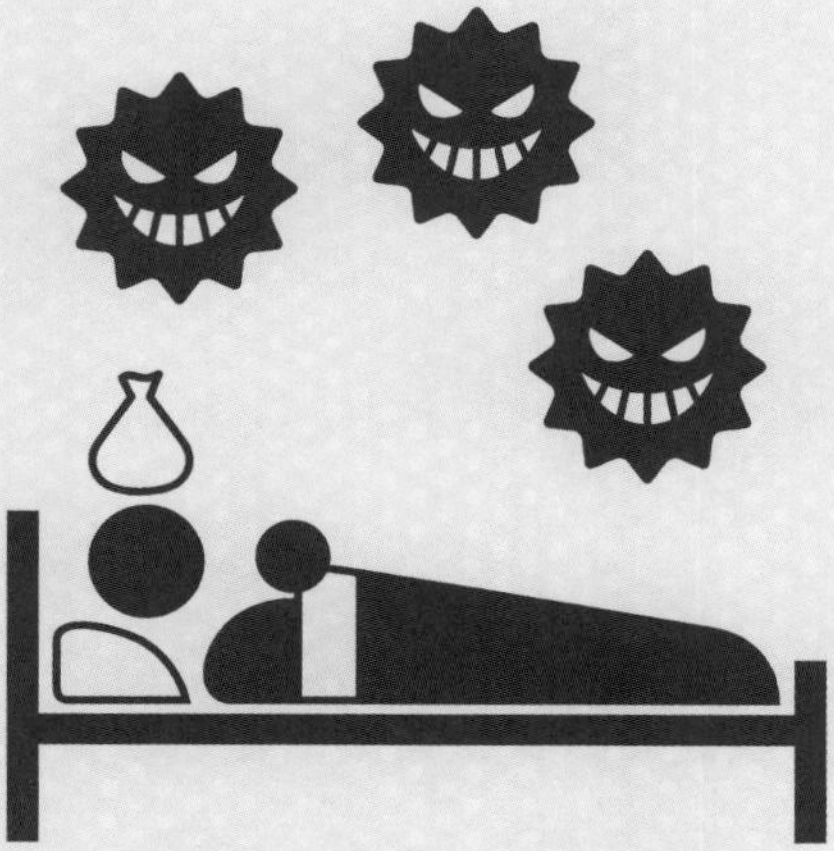

第1章
自宅で即できる！
免疫力を上げる
最強の方法5選

# その⑤ しょうが紅茶を飲む

## しょうがは血流をよくして体を温める

「しょうがは体にいい」ということを聞いたことがあると思います。これはもちろん迷信ではなく、実際に免疫力アップにつながる食材なのです。**しょうがに含まれる辛味成分、ジンゲロールは、末梢の血管を拡張させ、血流をよくします。すると、基礎代謝が上がって体温が上がるのです。**

そんな健康食材であるしょうがを、効果的に摂取するのにオススメなのが、温かいしょうが紅茶です。作り方は簡単です。まず、カップに温かい紅茶を入れます。ティーバッグを使ったものでかまいません。そこに、すりおろしたしょうが、またはしょうがのおろし汁を小さじ1～2杯加えましょう。最後に、黒砂糖かはちみつを入れてかきまぜ、味を整えて完成です。**しょうがをすりおろすのが面倒であれば、やや効果は落ちますが、市販のチューブ入りしょうがを使ってもかまいません。**

試しにこの紅茶を飲んでみれば、すぐに体の芯からポカポカと温まってくるのが実感できるはずです。ポットなどに入れて、いつでも飲めるようにしておくとよいですが、とくに効果的なタイミングは、朝食の前後、昼食や夕食の前、そしてお風呂に入る前、の3つです。これらを意識しながら、水分はできるだけしょうが紅茶でとる生活を取り入れてみてください。

## しょうが紅茶の作り方と効能

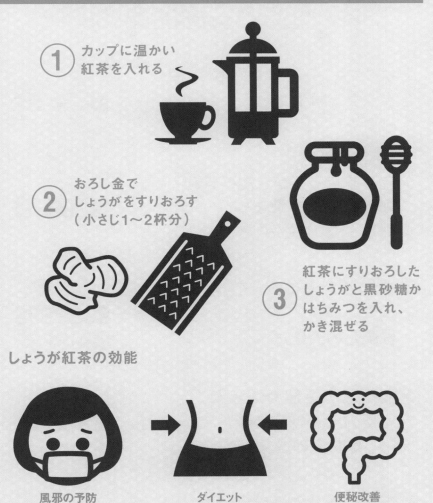

① カップに温かい紅茶を入れる

② おろし金でしょうがをすりおろす（小さじ1〜2杯分）

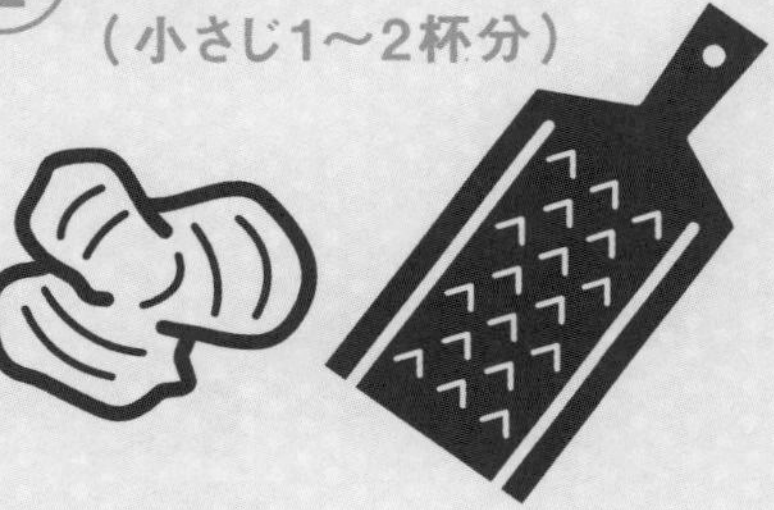

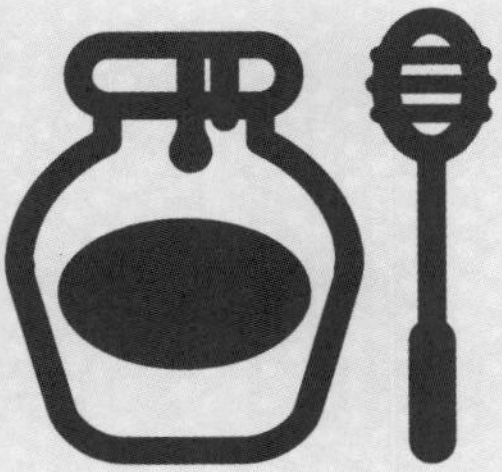

③ 紅茶にすりおろしたしょうがと黒砂糖かはちみつを入れ、かき混ぜる

### しょうが紅茶の効能

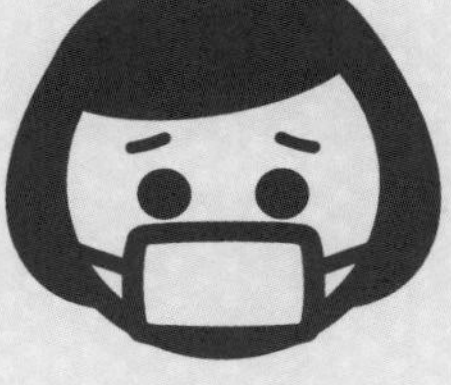

風邪の予防

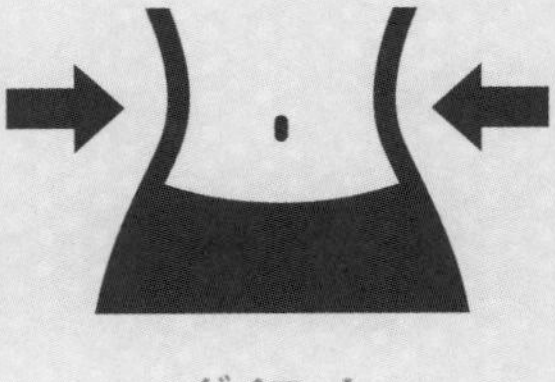

ダイエット

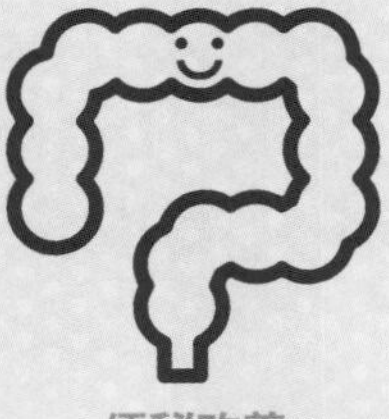

便秘改善

しょうが紅茶には、体を温める作用と利尿作用がある。それらの作用によって、水分に加えてさまざまな老廃物がスムーズに排出される「デトックス効果」が得られる。血行も促進されるため、肥満や頭痛、肩コリや便秘を避けることもできる。

第1章 自宅で即できる！ 免疫力を上げる最強の方法5選

# チェックポイント

プライベートでは体に休息を！
**ダラダラ時間で心身をリフレッシュ**
P.16〜17

空腹を感じてから食べる！
**体の声に耳を澄まして健康的な食生活**
P.18〜19

適温のお湯にゆっくりとつかる！
**体にいいお風呂の入り方**
P.20〜21

寝不足や寝溜めは厳禁！
**免疫力を上げるには7時間以上の睡眠を**
P.22〜23

簡単に作れて体にいい！
**しょうが紅茶を飲んで健康増進**
P.24〜25

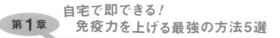

# 第2章 免疫力を上げる食べ方

第2章

免疫力を上げる食べ方

# 体が冷えると免疫力は低下する

まず、**暑さと水分不足により、冷たい飲み物を口にしがちになります。すると、体が冷えてしまい免疫力が落ちてしまうのです。**キンキンに冷えたものや、氷が入ったものはとくに注意です。冷たいものを飲むときには、口の中で少し温めてから飲み込むようにしてください。また、水分自体をとりすぎるのも注意が必要です。**胃の中に水分が溜まり、胃酸が薄まってしまいます。胃酸は、細菌などから胃を守る働きもあるため、免疫力の低下につながります。**

一方、冷房による冷えすぎにも要注意です。冷えれば体温が下がって免疫力も低下してしまいます。冷房の風を直に浴びたりせず、適度に汗をかくくらいの温度で涼みましょう。

## 夏の時期ほど体温の下がりすぎに注意

健康に暮らしていく上で、体温というのはとても重要です。**人間の体は、36・5℃～37℃の間で、一番よく働くようになっています。例えば、体温が1℃下がると、免疫力は約30％低下し、基礎代謝も12％低下、がん細胞も繁殖しやすくなるなど、悪いことだらけです。**日常の生活では、食事の内容や、ストレスなど、体を冷やす原因となることを見直し、体温を維持するようにすることが大切です。

とくに注意しておきたいのが、夏です。暑い季節なので、冷えをあまり意識しないように思いがちですが、それがかえって危険なのです。

## 体が冷える危険を察知しよう

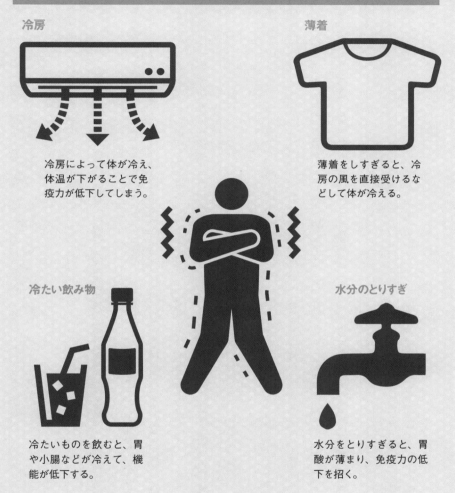

### 冷房

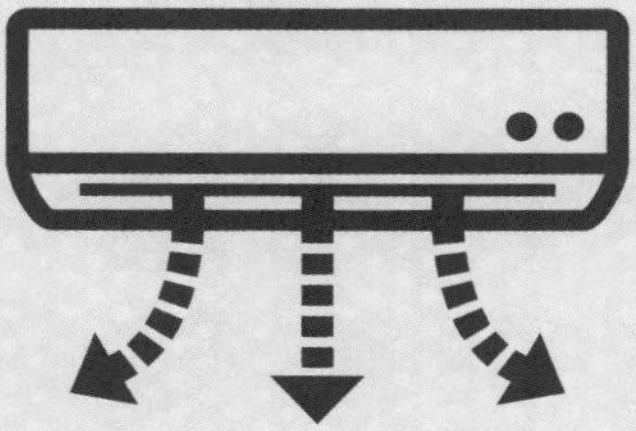

冷房によって体が冷え、体温が下がることで免疫力が低下してしまう。

### 薄着

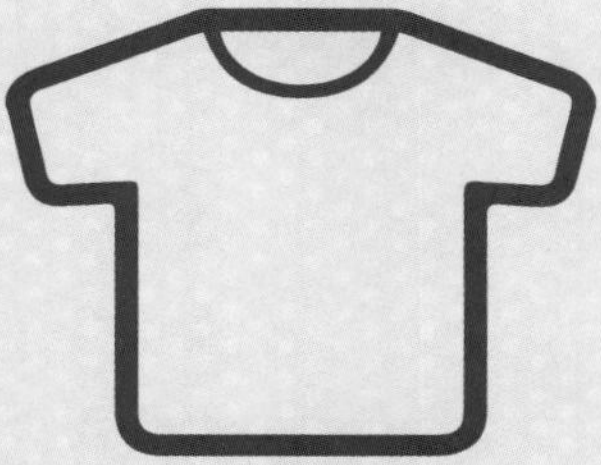

薄着をしすぎると、冷房の風を直接受けるなどして体が冷える。

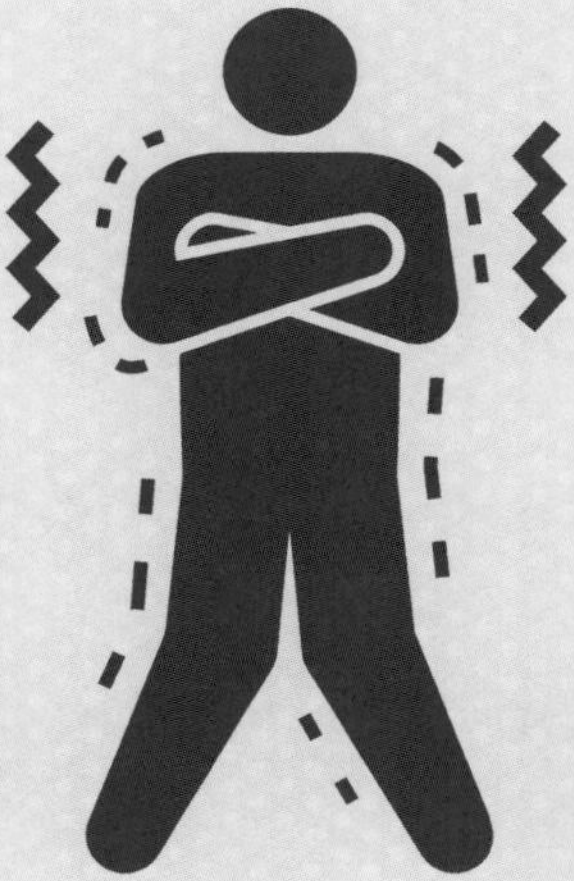

### 冷たい飲み物

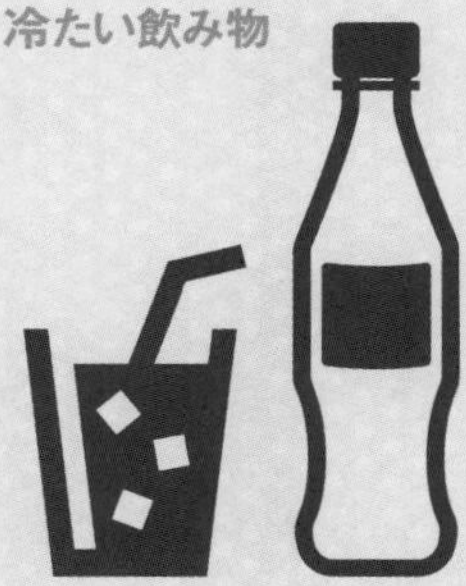

冷たいものを飲むと、胃や小腸などが冷えて、機能が低下する。

### 水分のとりすぎ

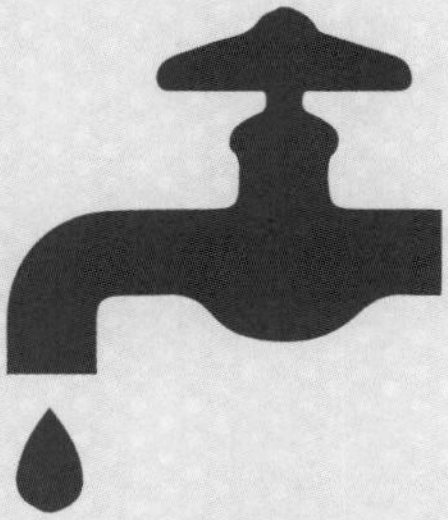

水分をとりすぎると、胃酸が薄まり、免疫力の低下を招く。

冷房などで冷えた室内にいると、外との温度差が大きいため、自律神経も乱れるようになる。室内でも、薄着になりすぎないようにしたり、飲み物は氷なしにするなどの工夫をして、免疫力の低下を防ぎたい。

第2章
免疫力を上げる食べ方

# お腹いっぱい食べるのは逆効果

## 長生きの秘訣は腹八分目

昔から「腹八分目に医者いらず」といわれます。今や、好きなものを好きなだけ食べられる環境となり、ついつい満腹になるまで食べてしまう人も多いでしょう。しかし、**お腹いっぱいと感じているときは、脳の満腹中枢が血糖値の上昇を感知し、「これ以上食べる必要はない」と体に伝えている状態なのです。それを超えて食べすぎてしまうと、肥満や自律神経の不調につながります。**

つねに満腹の状態が続き、**血糖値が高くなると、糖尿病などの生活習慣病の危険も増加します。そして、そのような状態になると、免疫機能が十分働かず、免疫力が低下してしまうのです。**

健康で長生きするためには、常に腹八分目を意識して食事をしましょう。朝食と昼食の間は5時間以上あけ、寝る3時間前までには夕食を終えるのが、免疫力を上げる秘訣《ひけつ》です。

また、食事のときには、メニュー選びも大切です。ラーメンやコンビニ弁当を食べるよりは、お店で定食を食べるほうが健康的です。そのときに気をつけたいのはご飯の量。いくら健康的なおかずを選んでも、**ご飯が多ければ、血糖値の急激な上昇を招き、免疫力は低下してしまいます。**定食でのご飯は半ライスにし、食べ足りない分は、サラダなどの野菜で補うのがよいでしょう。

## 「いつも満腹」は免疫力が低下する

### 食事の間隔をあける

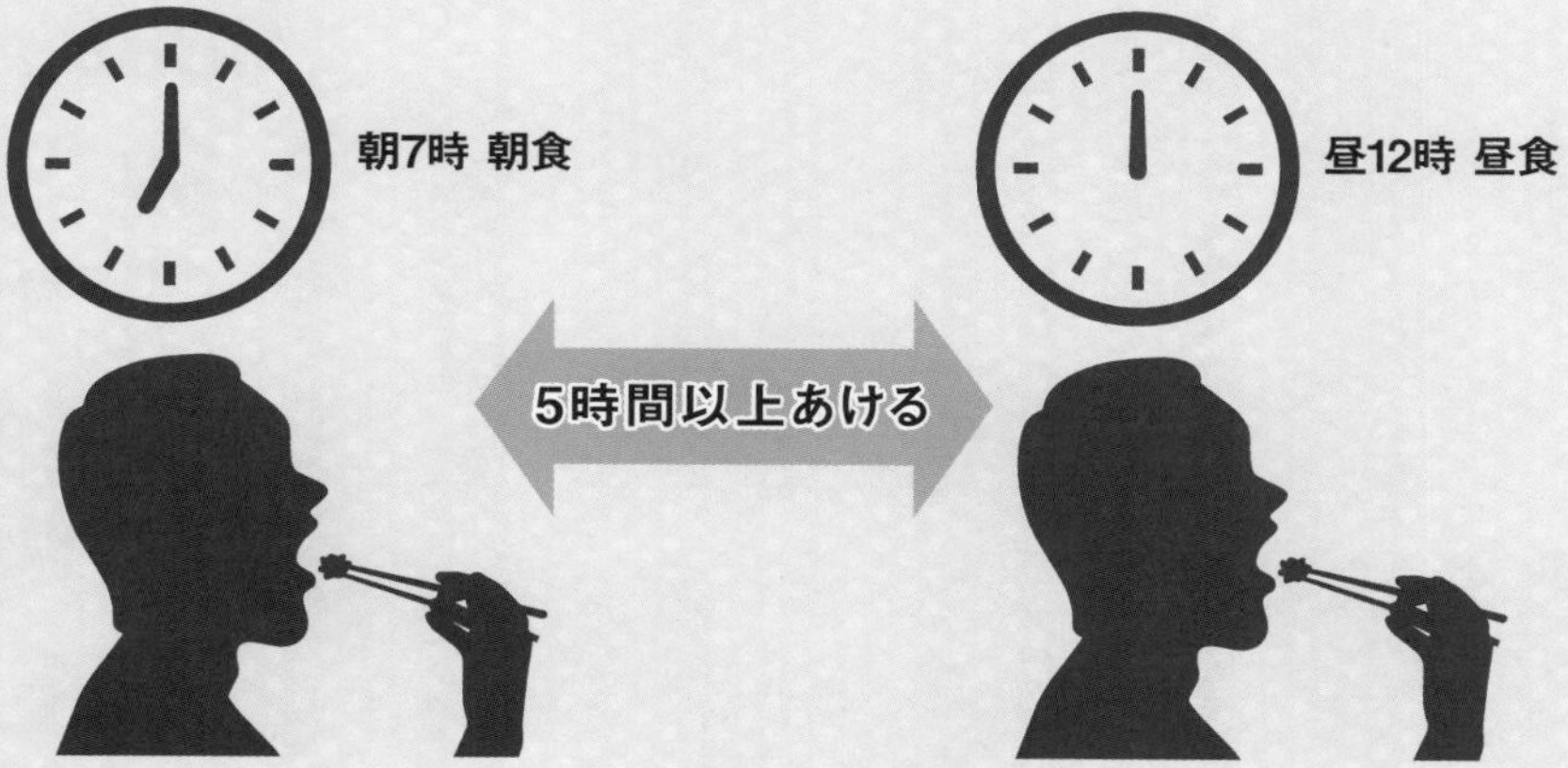


理想の食生活は、お腹が空いた状態で食べること。そのためにも、胃の中をからっぽにする時間として、5時間は間をあけるべき。朝と昼は少なめにし、夕食は腹八分目を意識する。寝る3時間前までには夕食を終えるようにする。

### 腹八分目を意識して食事をする

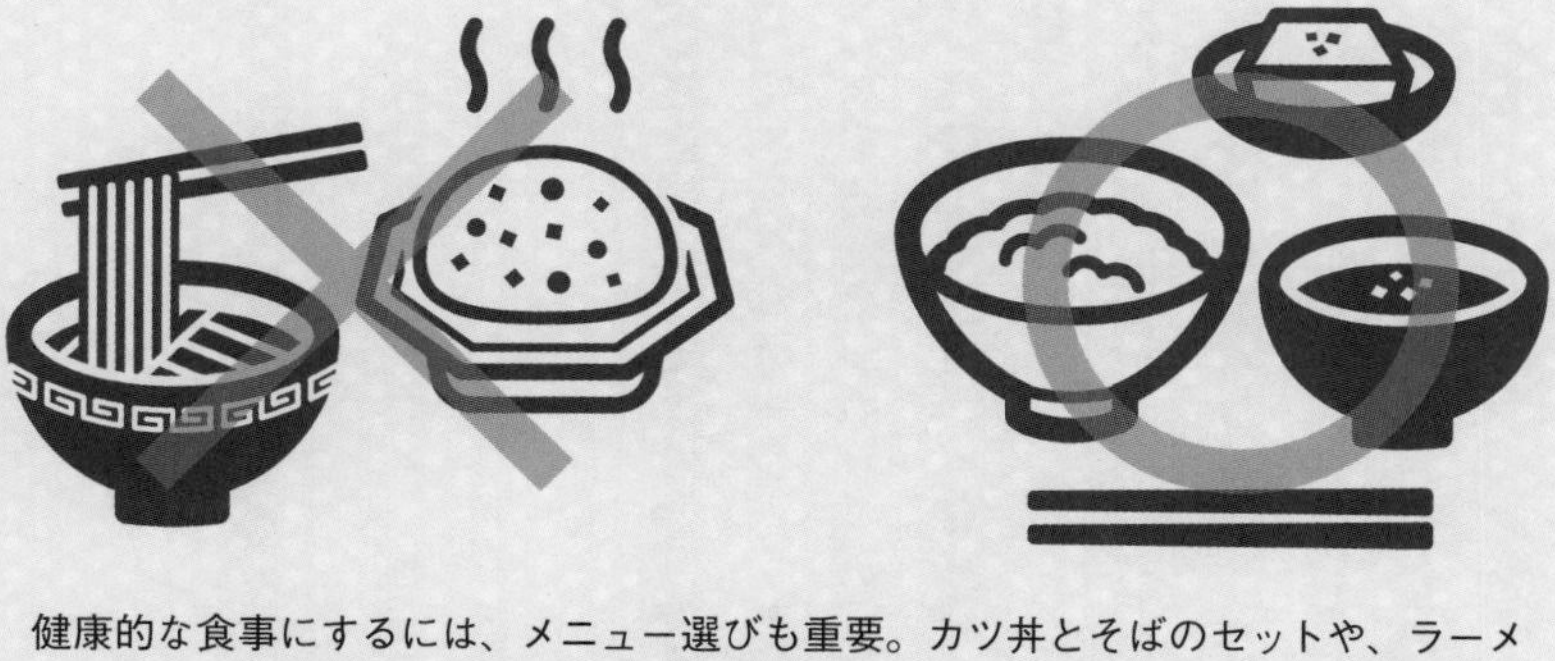

健康的な食事にするには、メニュー選びも重要。カツ丼とそばのセットや、ラーメンと半チャーハンのセットなどの定番ものは、ボリュームがありすぎて糖質もオーバー。野菜や冷奴などのついた定食が理想的。ご飯もできれば控えめに。

第2章
免疫力を上げる食べ方

# 噛めば噛むほど免疫力は上がる

## 早食いはデメリットばかり

仕事や学校で、慌ただしく出ていかなければならないときの朝食や、決められた時間内に済ませなければならない昼食など、とかく現代は早く食事を済まさなければいけないことが多くあります。しかし、**免疫力の面で見ると、早食いにはいいことがまったくなく、デメリットしかありません。食べ物をよく噛まずに食べると、肥満や糖尿病になる危険が増して、免疫力は低下していくからです。**

時間をかけてゆっくりと食事をすれば、胃腸の働きが活発になり、副交感神経が刺激されて、免疫力も高まります。また、よく噛んで食べることにより、満腹中枢が刺激され、適切なタイミングで脳が満腹と判断し、食べすぎを予防できるのです。

**さらに、噛むことによって唾液が分泌されますが、その成分であるペルオキシダーゼは、発がん性物質を抑制する効果があり、抗酸化物質でもあるので、免疫力を上げ、老化も遅らせるなど、いいことずくめです。**

他にも、食べ物の消化吸収がよくなったり、むし歯や歯周病の予防にもなります。さらに顔の筋肉が活発に動いて血流が増え、脳が活性化するために、認知症の予防にもつながります。いつまでも健康でいるためにも、食事はよく噛んで食べることを心がけてください。

## ゆっくり食事をすれば免疫力もアップ

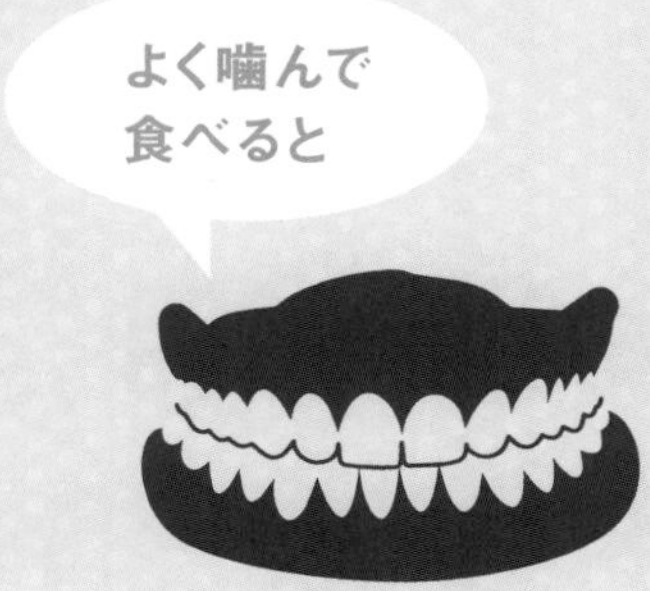


・食べ物の消化吸収がよくなる

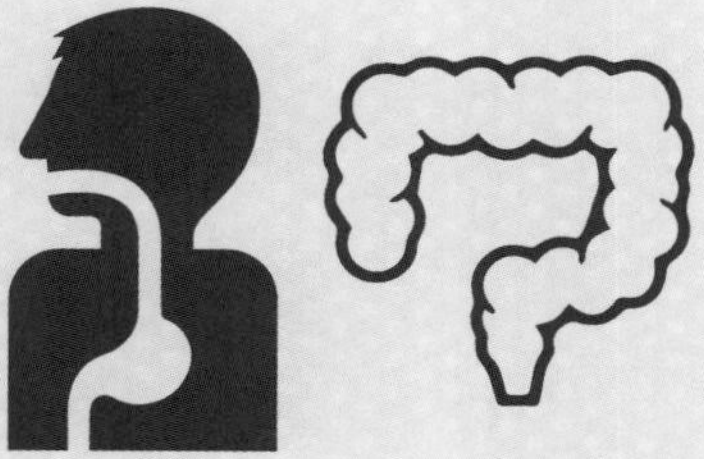

・むし歯や歯周病の予防になる

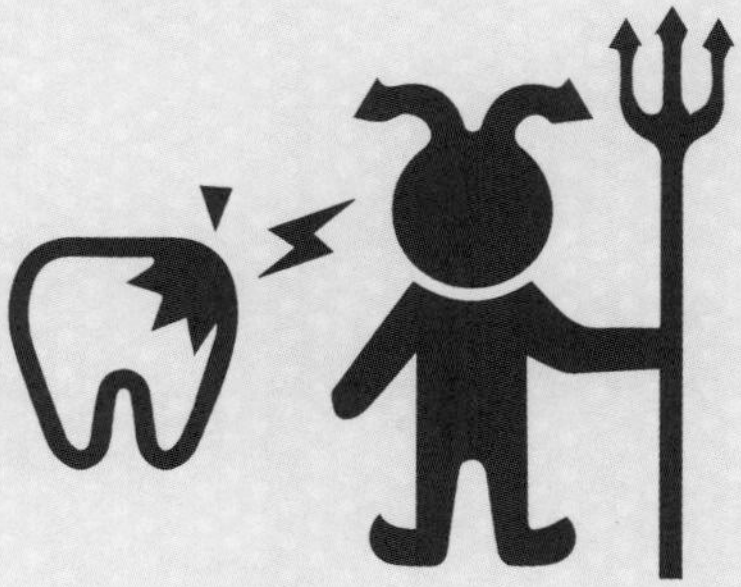

・脳を刺激して活性化する

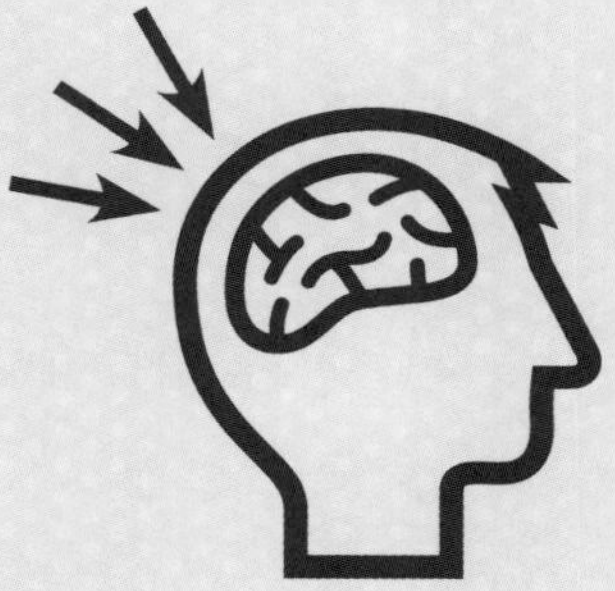

- 唾液が分泌され、その成分ががんを抑制
- ゆっくり食べるとストレス解消になる
- 肥満防止になる
- 顎が強くなる

**これらのメリットにより、免疫力アップ！**

第2章
免疫力を上げる食べ方

# 腸内細菌＝免疫力という真実

## 免疫力の7割は腸で作られる

人間の体の中で、免疫力に一番大きく関わっている臓器は腸です。**体内にある免疫細胞のじつに70%が腸内の粘膜に存在し、体全体の免疫機能を支えているのです。そして、その免疫細胞を活性化させるのが、腸内細菌です。**

腸内細菌には、乳酸菌に代表される、腸の消化・吸収を促進する役割の善玉菌、反対に、腸の働きを鈍らせる悪玉菌、そして、そのどちらか優勢な方に同調する作用のある日和見菌《ひよりみ》の3種類があります。一般的に、善玉菌2、悪玉菌1、日和見菌7の割合で存在するのが、腸内を良好に保つベストバランスといわれています。

腸内を理想的な環境に保つには、なんといっても食べ物が重要です。**ごぼうや海藻類などの食物繊維、ぬか漬けやヨーグルトといった発酵食品などを積極的にとりましょう。中でも納豆は、食物繊維、乳酸菌ともに豊富で、免疫力アップの強い味方となります。**

納豆に含まれるナットウキナーゼは、血圧を下げ、血液をサラサラにして免疫力を上げてくれます。ナットウキナーゼは、食べてすぐではなく、食後4時間ほどで活性が表れ、10～12時間働き続けます。水分をとらずに血液がドロドロになりやすい夜の間に効果を得るためには、朝食ではなく、夕食で納豆を食べるのがよいのです。

## 腸内細菌が重要な理由

### 腸内細菌のバランスを良好に保つことが大切

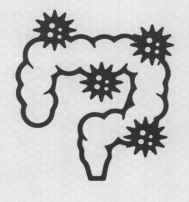

善玉菌 悪玉菌 日和見菌
2 : 1 : 7

ベストバランス

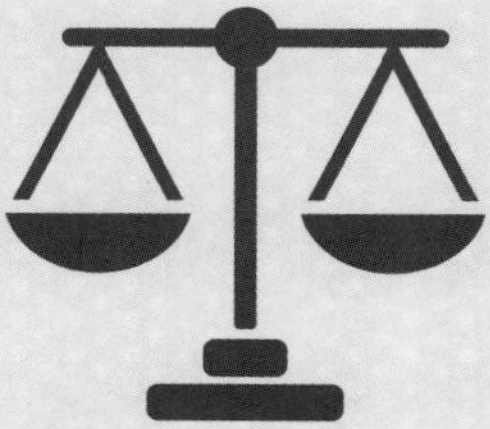

### 腸内細菌バランスを崩す要因

- 食物繊維が不足した食事
- 暴飲暴食
- 不規則でバランスの悪い食事
- 強いストレスが続く生活
- 睡眠、運動不足

### 腸内環境を良くするには

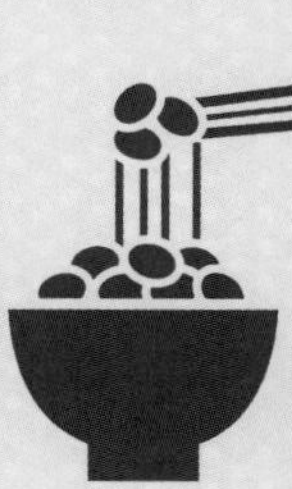

納豆

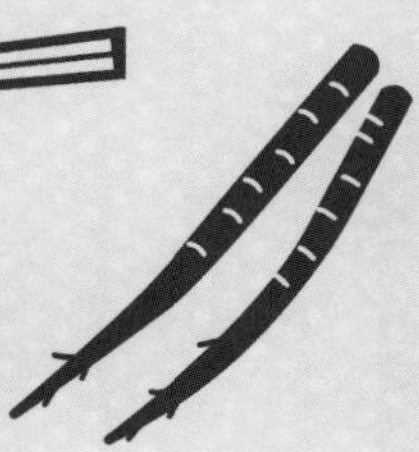

ごぼう

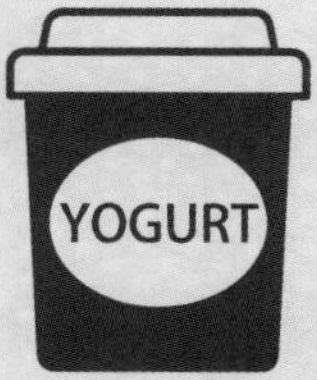


ヨーグルト

など

これらの「腸の好物」を毎日食べる!

第2章
免疫力を上げる食べ方

# しょうがは最強に免疫力が上がる

## しょうがを蒸して薬効成分を10倍に

しょうがには体にいい成分がたくさく含まれています。古くから洋の東西を問わず薬として用いられてきましたし、医療用漢方の7割以上に使用されていることも事実です。

しょうがはさまざまな食べ方ができますが、効果アップのために注意してもらいたい点がいくつかあります。まず、**皮を剥《む》かず、そのまま食べるようにしてください。有効成分であるジンゲロールは、皮付近に多く含まれるため、そこを取り除いてしまうのはもったいないのです。**次に、調理する場合は１００℃以下で加熱しましょう。ショウガオールは、１００℃を超えると働きが消えてしまうので、低温で調理することが重要です。そして最後は、おろしたら3分以内に食べることです。**しょうがの有効成分は、おろしたあと3分以上たつと、効果が減る可能性があります。薬味などに使うときでも、おろすのは食べる直前にしましょう。**

しょうがは生のままでも十分な効能がありますが、加熱して乾燥させると、ショウガオールが約10倍に増えて、より体を温めることができます。そこでオススメなのが、家庭でも簡単に作れる、蒸ししょうがです。**しょうがを薄く切り、オーブンで加熱後、乾燥させるだけでできあがります。食べ物や飲み物に入れて手軽に活用できますので、ぜひ作ってみてください。**

## しょうがに含まれる有効成分

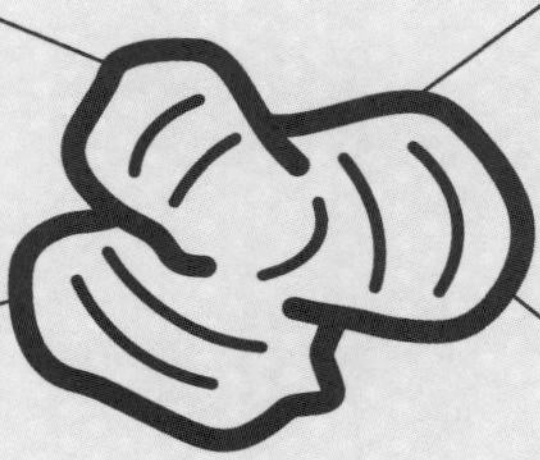

**ショウガオール**

辛味成分で、血行を促進し、体を温める。高い殺菌作用がある。

**シネオール**

香り成分で、便秘改善、利尿促進、解毒、疲労回復などの作用がある。

**ジンゲロール**

辛味成分で、血行・肝機能促進、抗酸化・発汗・保温などの作用がある。

**ジンゲロン**

辛味成分で、脂肪燃焼、基礎代謝の向上、血行促進などの作用がある。

### 効能がアップする蒸ししょうがの作り方

①
しょうがを皮ごと1mmぐらいの厚さに切る

②
切ったしょうがを並べ、80℃のオーブンで1時間加熱する

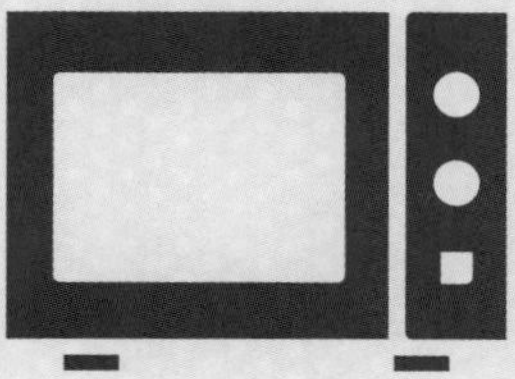

③
取り出したものを天日干しで1日乾燥させる

**できあがったものは、包丁で細かく刻んだり、ミキサーで粉砕してから、料理や飲み物に活用する**

第2章

免疫力を上げる食べ方

# 病原菌に打ち勝つ「ファイトケミカル」

## ファイトケミカルは、植物由来の化学成分

**ファイトケミカルとは、植物に含まれる天然の機能性成分のことです。野菜や果物の皮やアクに多く含まれ、動くことのできない植物が自分の身を守るための手段であると考えられています。**近年の研究では、1万種以上もの成分が存在し、私たちが普段食べている野菜や果物の多くにそれは含まれているのです。

代表的な成分としては、まず、チョコレートや緑茶に含まれる**「ポリフェノール」**があります。これは、強力な抗酸化力を持っていて、眼精疲労や生活習慣病の予防に効果があります。

2つ目は**「イオウ化合物」**です。ニンニクやわさびに含まれ、血流を促進したり、血液をサラサラにして動脈硬化を予防します。3つ目はしいたけや海藻に含まれる**「糖関連物質」**。抗酸化作用が強く、こちらも生活習慣病の予防に役立ちます。4つ目はにんじんやほうれん草に含まれる**「カロテノイド」**。免疫細胞を刺激、活性化させて、免疫力をアップします。

これらの食品を食べるときに気をつけたいのは、**野菜や果物を、皮ごと、かつアクの処理などをせずにまるごと食べることです。例えば、ごぼうは水にさらしてアクを抜くと、有効成分が流出してしまいます。**少し食べにくいものもありますが、せっかくの有効成分ですので、工夫してぜひ食べるようにしてください。

## 主なファイトケミカル

### ポリフェノール

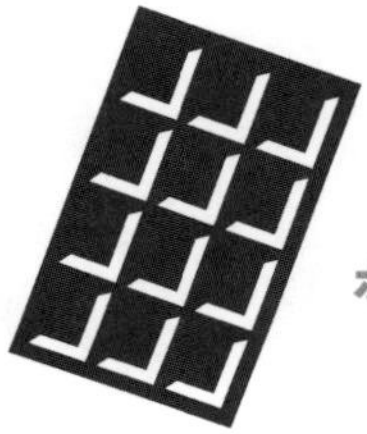

チョコレートに
含まれる
**カカオ
ポリフェノール**

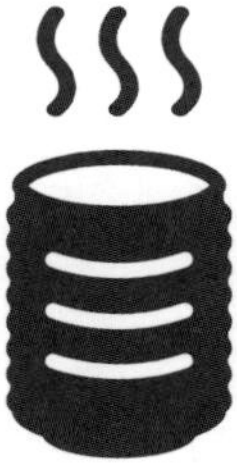

お茶に含まれる
**カテキン**

### イオウ化合物

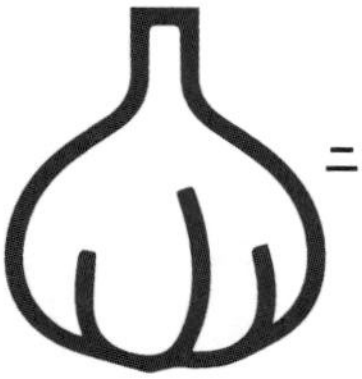

ニンニクに含まれる
**アリシン**

ブロッコリーに
含まれる
**スルフォラファン**

### 糖関連物質

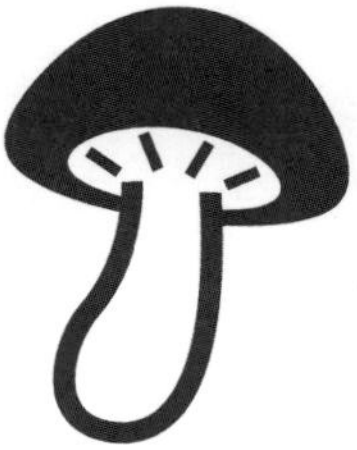

しいたけに
含まれる
**βグルカン**

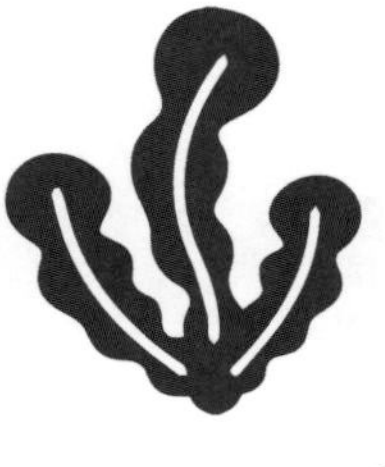

海藻に含まれる
**フコイダン**

### カロテノイド

にんじんに含まれる
**βカロテン**

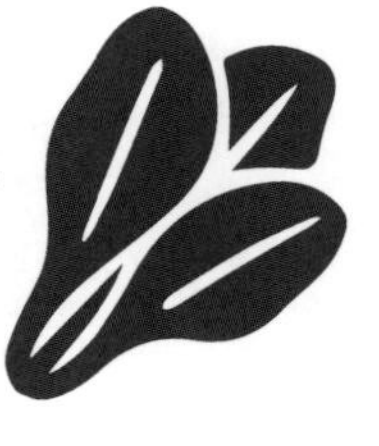

ほうれん草に
含まれる
**ルテイン**

第2章
免疫力を上げる食べ方

# がん予防になる「デザイナーフーズ・ピラミッド」

## がんを予防する食材を積極的にとる

今や、日本人の死因第1位となったがん。日本ではふたりにひとりが何らかのがんを発症するともいわれています。がんを予防することは、多くの人が望んでいることでしょう。日本よりも早い段階でがんによる死亡率が増加していたアメリカでは、研究も先行しており、さまざまな調査によって、**「野菜や果物などを中心とした食事は、がんの予防に効果があるらしい」という報告がなされてきました。**

そのような研究を元に、1990年にアメリカ国立がん研究所では、がんを予防する効果のある食品として「デザイナーフーズ・ピラミッド」を発表しました。これは、**上段にある食材ほどがんを予防する効果が高いとされ、一番上には、ニンニクがあげられています。ニンニクは強力な抗酸化作用を持ち、活性酸素を除去する働きがあるので、積極的にとりたい野菜です。**

上位にあげられた食材は、がんを予防するだけでなく、免疫力を上げたり生活習慣病を予防したりする効果も期待できるものです。

この研究成果が発表された後、アメリカでは、「1日5皿分以上の野菜と、200gの果物を食べよう」という「5 A DAY運動」というものが展開されました。この運動が行なわれたことにより、アメリカでは野菜の摂取量が増え、がんによる死亡率も減少したといわれています。

## デザイナーフーズ・ピラミッド

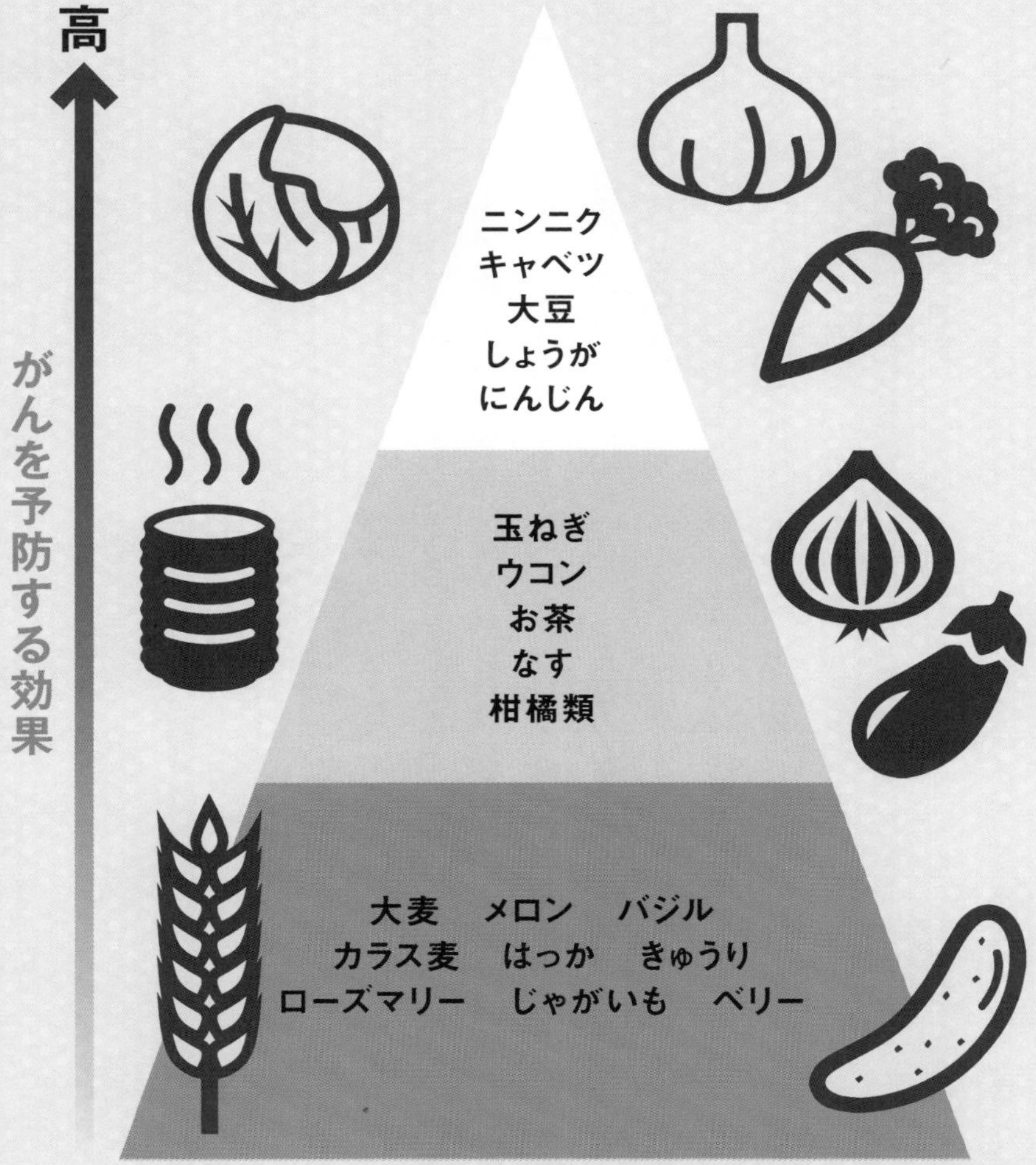
高
がんを予防する効果
ニンニク
キャベツ
大豆
しょうが
にんじん
玉ねぎ
ウコン
お茶
なす
柑橘類
大麦　メロン　バジル
カラス麦　はっか　きゅうり
ローズマリー　じゃがいも　ベリー

※ 1990 年アメリカ国立がん研究所発表のものより抜粋

ここにあげられた食材は、どれも特別なものではなく、近所のスーパーなどでも手に入るもの。特に上位の、ニンニク、キャベツ、しょうがはさまざまな調理法があるので、飽きのこないように工夫して食べるのがよいだろう。

# 「辛い」「酸っぱい」「苦い」をとる

## 「嫌なもの反射」により免疫力が上がる

一般的に「刺激物」といわれる、辛さ、酸っぱさ、苦さが強い食べ物。あまりに強烈だと食べることもできませんが、適度な刺激であれば、美味しさにつながります。好き嫌いはあるものの、「今日はとても辛いものが食べたい」というような気持ちは、誰しも感じたことがあるのではないでしょうか。

その、刺激物を食べたいという気持ち、じつは体がスッキリしたいと訴えているのかもしれません。なぜなら、**刺激物は体にとってよいデトックス効果をもたらすからです。**

刺激物が体に入ると、体内では「嫌なものが入った」と認識し、排出しようとします。酸っぱいものを食べて唾液が多く出たり、辛いものを食べて体がほてったりするのはその「嫌なもの反射」によるものです。この**「嫌なもの反射」が起こると、副交感神経が優位になり、体がリラックスしてきます。そして、体温が上がり、免疫力もアップするという仕組みです。**

そのような効果の他にも、苦いものであれば、体のほてりをとって夏バテを防ぐ効果があったり、酸っぱいものは、疲労回復や食欲増進の効果があります。また、辛いものは体を内側から温める効果があるので、冷え性の対策にもなります。**ただし、食べすぎると胃腸に負担がかかってしまうので、その点は注意しましょう。**

## 刺激物は体にとってデトックス効果あり

① 「辛い」「すっぱい」「苦い」などの刺激物を食べる

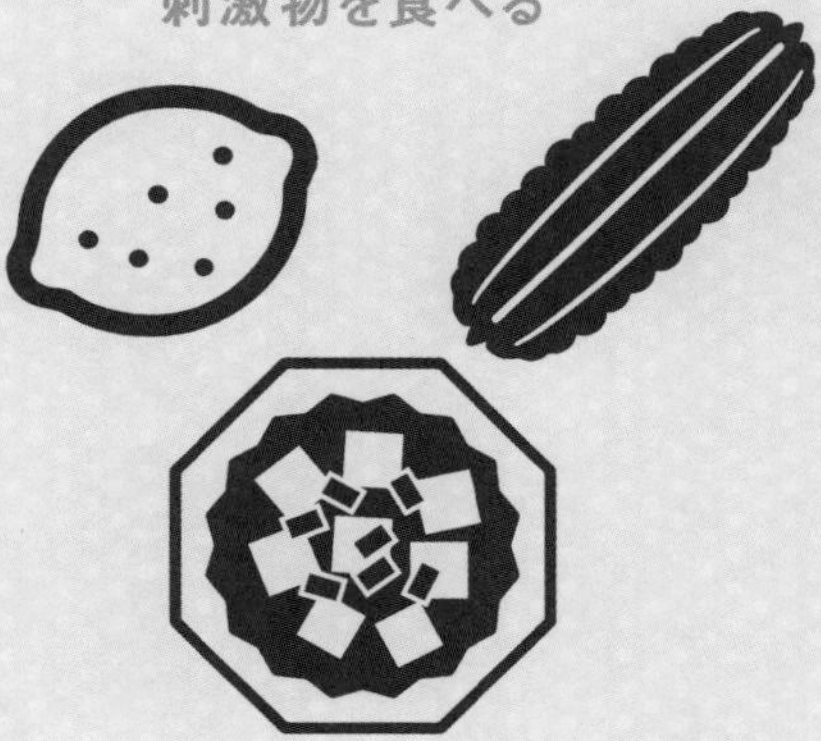

② 早く外に出したいと、胃腸の動きが活発になる

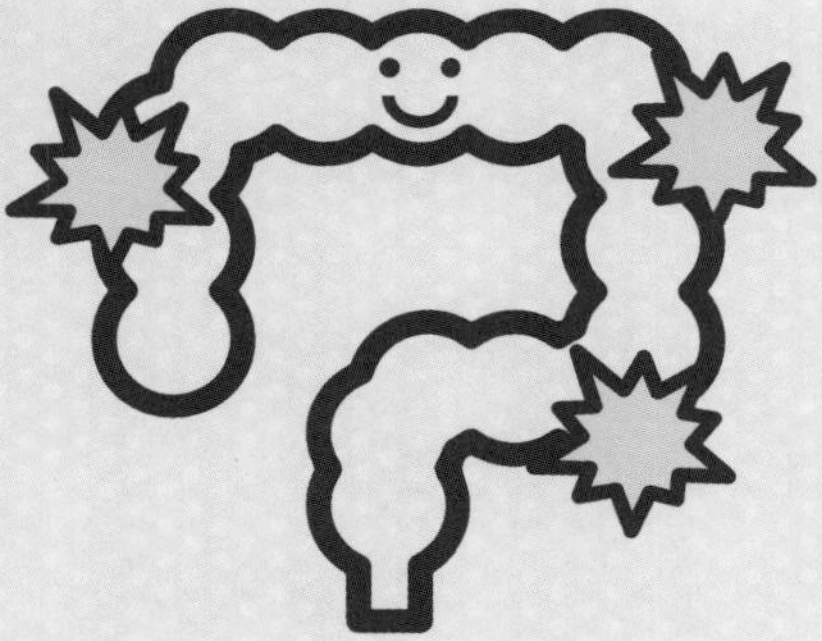

③ 副交感神経が優位になり、体の緊張が緩まる

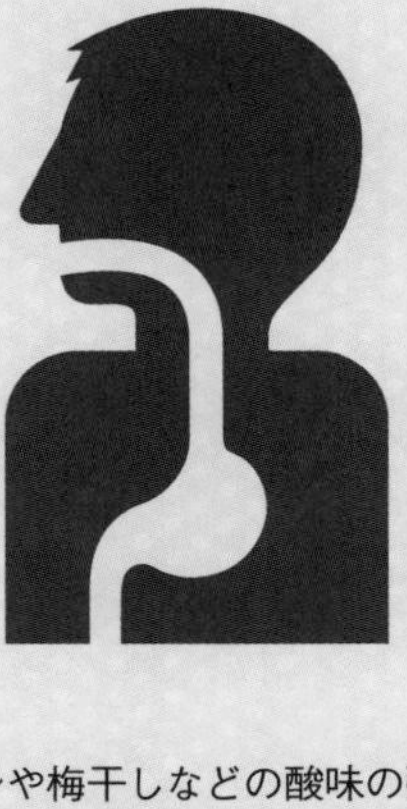

④ リラックスし、その結果免疫力がアップする

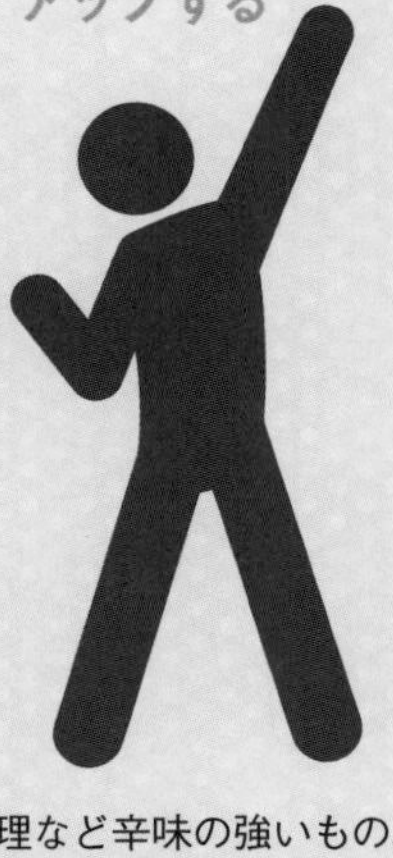

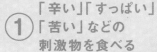

レモンや梅干しなどの酸味の強いもの、四川料理や韓国料理など辛味の強いもの、ゴーヤーなどの苦味のあるものなどは、体にとってよいデトックス効果が期待される。ストレスを感じたときなどにもリラックス効果があるので効果的だ。

# アルコールが免疫力を下げる本当の理由

## ストレス発散より体への負担の方が大きい

「酒は百薬の長」といわれるように、適量のアルコールを飲むことは、体も温まり、心地よく眠りにつけるなど、健康のためにもいい効果をもたらします。

**お酒に含まれるアルコールは有害なので、それを体内にとりこむと、体は尿の量を増やして排出しようとします。このとき副交感神経が働くため、心身がリラックスして免疫力が上がるのです。**

お酒に酔うことで、気持ちがやわらいで、人付き合いを円滑にしたり、ストレスを発散したりという効果が期待されます。ただし、これはあくまでも「適量」を飲んでいればの話。過度の飲酒は、免疫力を低下させ、体にも毒になってしまうのです。

**お酒を飲んで免疫力が上がるのは、飲み始めて1～2時間の間です。それを超えても飲み続けていると、今度は交感神経が刺激され、緊張状態が続いて、逆に免疫力が落ちてしまいます。**

さらには、アルコールによって肝臓の働きが妨げられたり、成長ホルモンの分泌が抑制されたりして、体にダメージを与えることもあるのです。お酒を飲むときには、自分の適量を把握した上で、その量を守り、最低でも週に2回は休肝日をもうけるなど、体に負担がかからないようにしましょう。

## アルコールは神経伝達物質を乱れさせる

### アルコールを飲むと体にさまざまな影響が出る

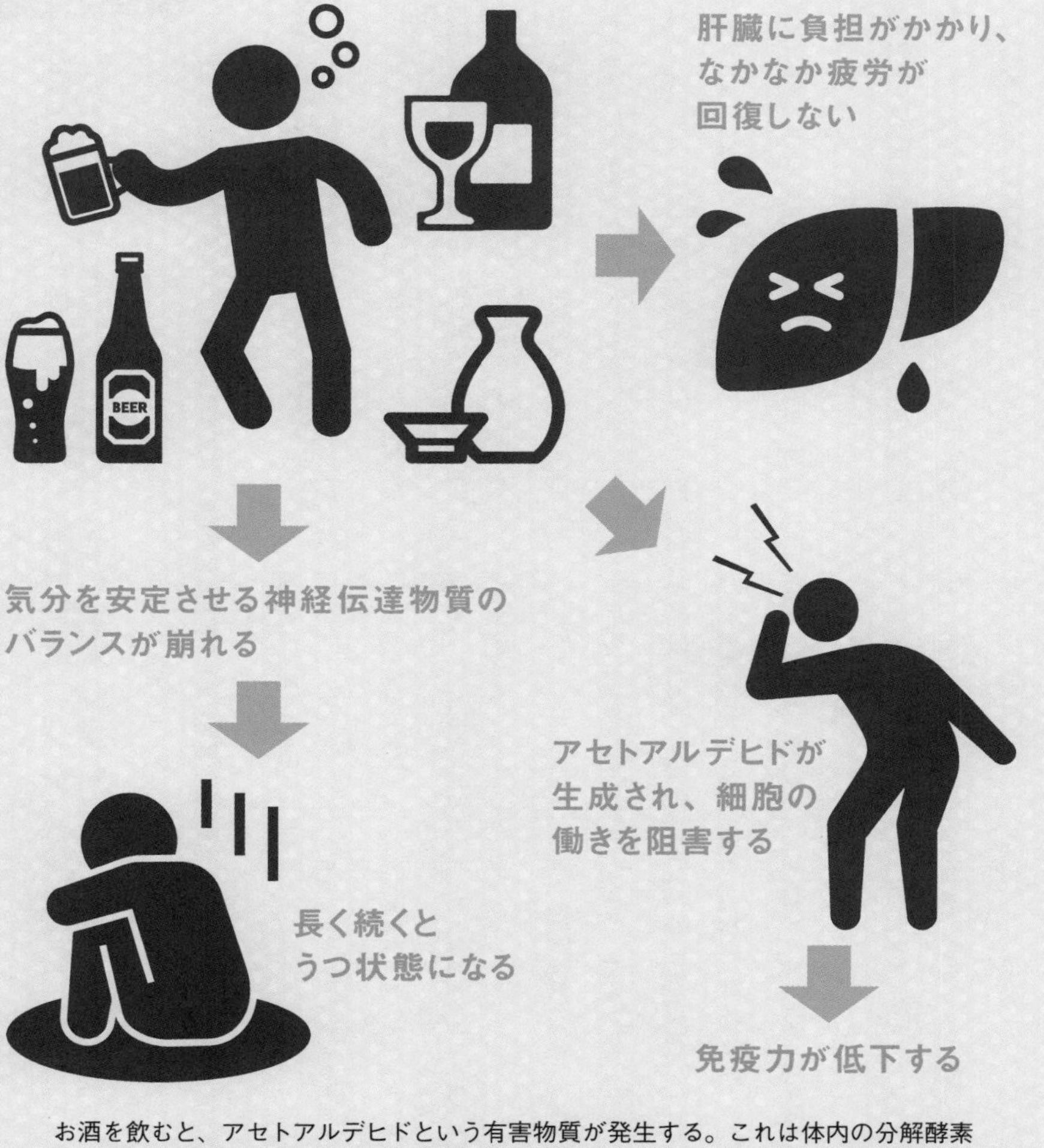
BEER
肝臓に負担がかかり、
なかなか疲労が
回復しない
気分を安定させる神経伝達物質の
バランスが崩れる
長く続くと
うつ状態になる
アセトアルデヒドが
生成され、細胞の
働きを阻害する
免疫力が低下する

お酒を飲むと、アセトアルデヒドという有害物質が発生する。これは体内の分解酵素で無害化するが、この酵素の働きが生まれつき弱い人は、いくら訓練してもお酒に強くはならない。自分の適量を把握して飲むことが重要。

第2章
免疫力を上げる食べ方

# 糖質カットで免疫力アップ

## 糖質の多い食品は血糖値を上げる

最近は、健康のために糖質制限をしている人も多いでしょう。人間の体は、糖質を食べて血中のブドウ糖が多くなると、すい臓からインスリンが分泌されて血糖値を下げます。しかし糖質をとりすぎて、すい臓に無理をさせると、やがてインスリンが正常に分泌されなくなり、血糖値を正しくコントロールできなくなります。その状態のまま対策をしないでいると、やがて糖尿病になってしまうのです。

**糖尿病などの生活習慣病があると、免疫機能が十分働かず、免疫力が低下します。それを防ぐためには、食事の際に糖質をカットすることを考えましょう。**

例えば、糖質の多い、麺と丼もののセットよりは、焼き魚などの定食がいいでしょう。その際も、ご飯は半ライスがオススメです（30ページ参照）。

また、全体的に糖質を減らすのであれば、3食の内容を見直すのも効果的です。**オススメするのは、朝だけのプチ断食。朝食を、にんじん・りんごジュースにして、お昼は断食明けなので、そばなどで軽めに。夕飯は好きなものを食べてかまいません。**にんじん・りんごジュースは、どちらも皮ごと適当な大きさに切り、ジューサーにかけて、お好みでレモンを絞れば完成です。手軽なので、ぜひ試してみてください。

## 糖質の多い食品を避けるようにする

### 糖質の多いセットメニューよりも、バランスの取れた定食を

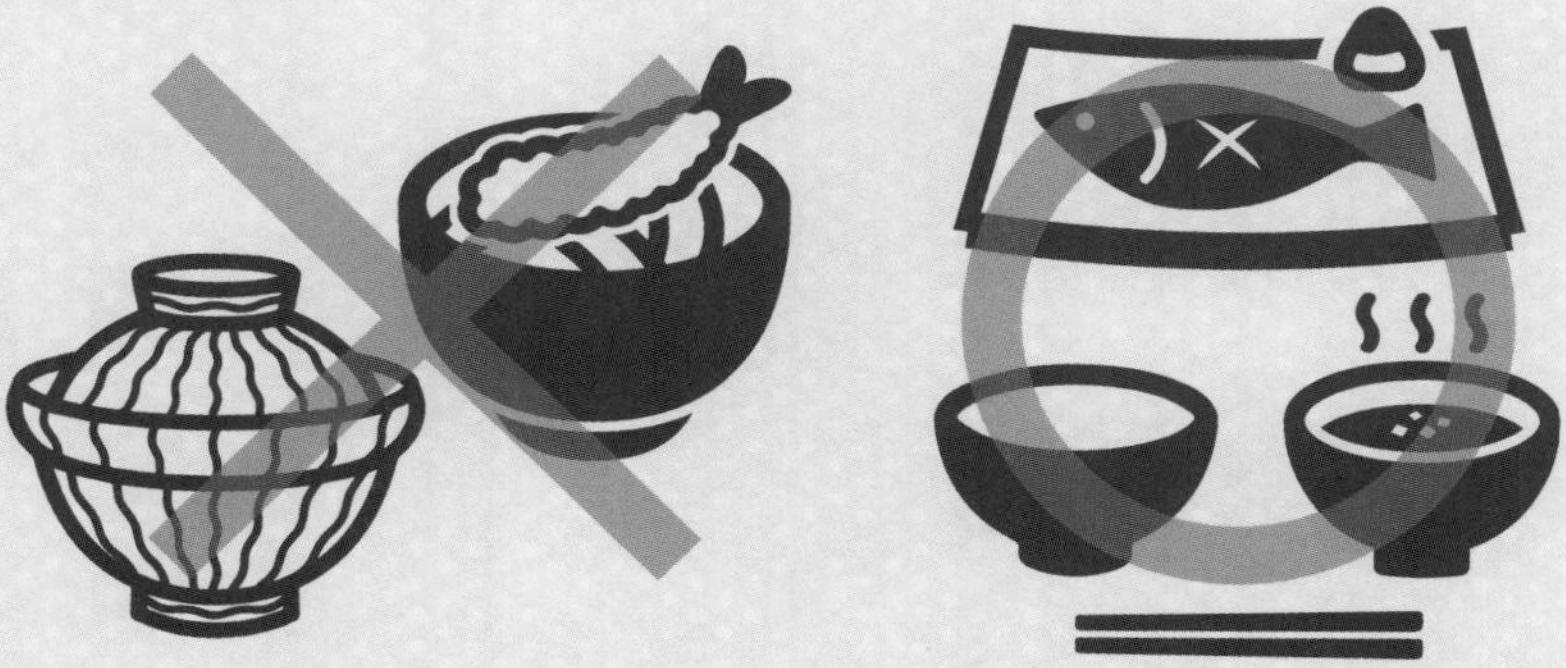

和食は比較的健康によいとされているが、そばと丼もののセットというように、糖質が多いメニューは要注意。和洋中問わず、肉・魚・野菜のバランスを考え、自分に合った量の食事を選択する必要がある。

### 朝だけのプチ断食も効果的

**朝：にんじん・りんごジュースを飲む**

↓

**昼：断食明けなので軽めの食事をする**

↓

**夜：好きなものを食べる**

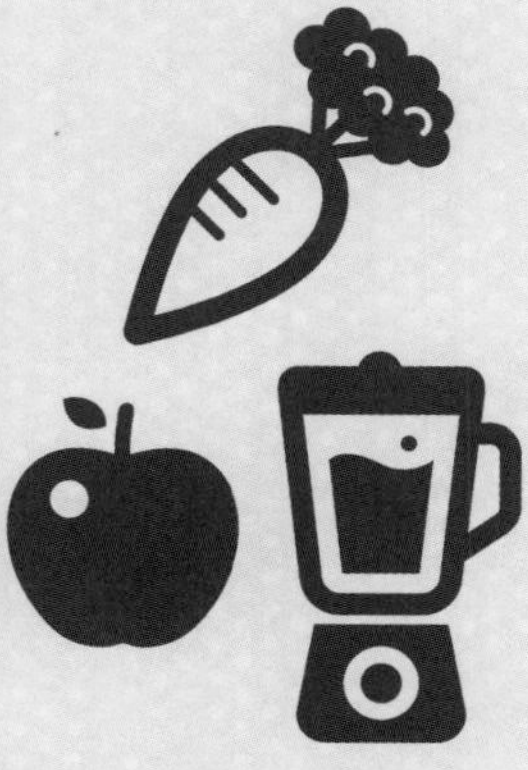

にんじん・りんごジュースは、体調に合わせてアレンジすることもできる。疲れ気味なら玉ねぎ、風邪気味なら大根、便秘気味ならほうれん草をプラスすると良い効果が得られる。にんじんのにおいが苦手な人はりんごを多めに。

第2章
免疫力を上げる食べ方

# 同じ炭水化物でも糖質が低いほうがいい

## ちょっとした選択で糖質の少ない食品を

ご飯やパン、麺類など、いわゆる「主食」になる食品は、炭水化物で糖質が多いとされています。糖質制限というと、まずそれらを食べないという考えに至りがちです。しかし、**主食を食べずにおかずだけをとろうとすると、どうしても高タンパクなものが中心になって、結局生活習慣病を招いてしまうことがあります。**

理想的な栄養バランスは、穀物を約6割、肉・魚類を1割強、野菜・果物を3割弱とるというもの。この割合を意識しつつ、糖質を減らしていくには、同じ容量の中で、少しでも糖質量の割合が少ないものを選ぶことが大切です。

例えば、普段食べている白米を、玄米や雑穀米に変えれば、100gあたり、1.4gの糖質を減らすことができます。同じように、中華麺よりは日本そば、フランスパンよりは食パンを選べば、同じ量でも摂取する糖質は少なくてすみます。また、主食以外であれば、葉野菜やきのこ、肉、チーズなどもオススメの食材です。

**糖質をとる量が増え、血糖値が高くなると、免疫細胞の働きが低下します。そして、高血糖状態が続くと感染症にかかりやすくなるのです。もちろん、肥満や糖尿病の原因にもなります。**普段食べているものでも、その糖質量に目を向けることで、食べた満足感を得ながら、健康体になり、免疫力もアップしていくのです。

## 同じような食材でも糖質には差が出る

**ごはん**

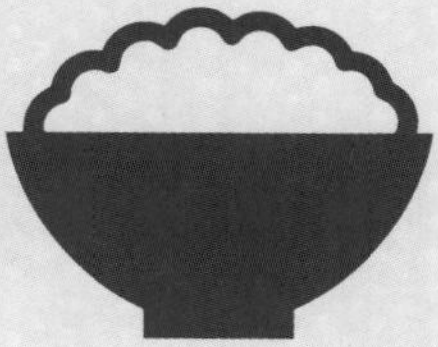

**白米**
(100g中の糖質量35.6g)

**玄米**
(100g中の糖質量34.2g)

**麺**

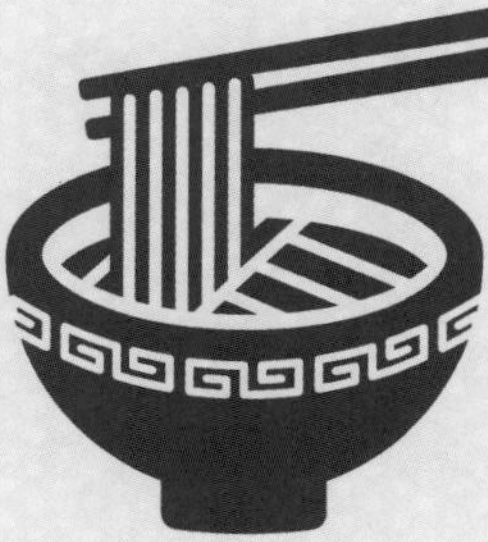

**中華麺**
(100g中の糖質量27.9g)

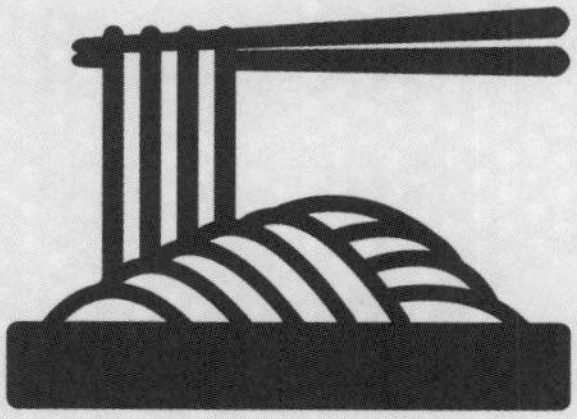

**そば**
(100g中の糖質量24.0g)

**パン**

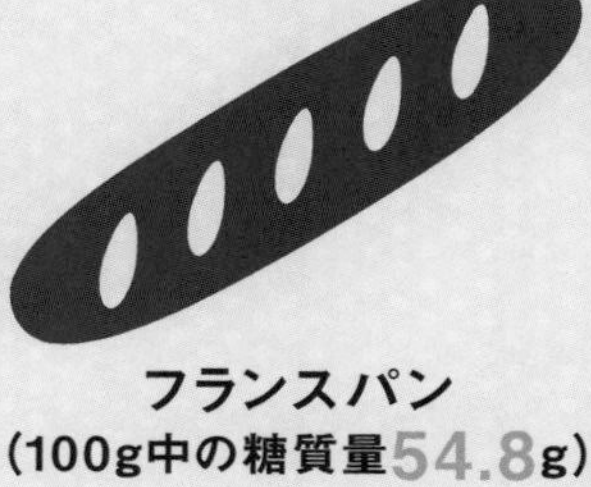

**フランスパン**
(100g中の糖質量54.8g)

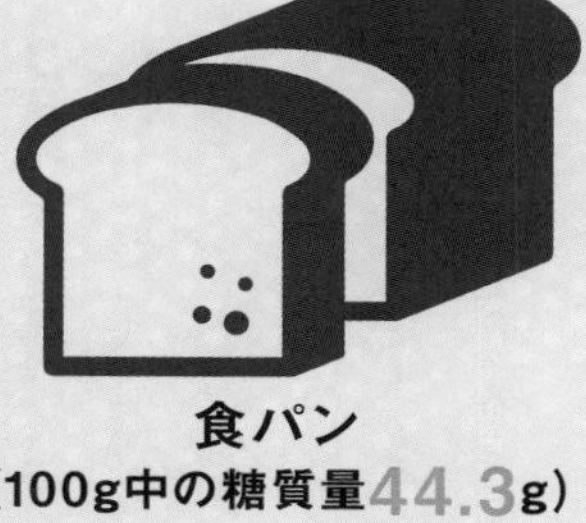

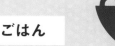

**食パン**
(100g中の糖質量44.3g)

※100g中の糖質量は、「7訂日本食品成分表」より算出

第2章
免疫力を上げる食べ方

# 最強の食事は「まごわやさしい」

## 毎日の食卓に取り入れたい食材

今、世の中には「健康にいい食事」の情報があふれています。そのため、毎日の食事の中で、どのようなものを食べたらよいのか、情報が多すぎてわからなくなってしまうこともあるでしょう。そんなときに思い出してほしいのが**「まごわやさしい」という言葉です。これは、健康的な食生活に役立ち、免疫力を上げる食材の頭文字をつなげたものです。**

「ま」は、納豆や大豆、豆腐などの豆類、「ご」はごま、「わ」はわかめなどの海藻類、「や」は野菜全般、「さ」は魚、「し」はしいたけなどのきのこ類、「い」はじゃがいもやさつまいもといったいも類です。**それぞれ、タンパク質、ミネラル、ビタミンなど、良質な栄養を含み、それらを食べると自然と健康的な食生活が送れます。**

もちろん、こちらもどれかひとつを集中的に食べればいいというものではありません。そして、必ずしも1日の中で全部を取り入れる必要もないのです。**あくまでも、全体のバランスを考えながら、2～3品目ずつ食べていくのが、理想的でしょう。**これらの食材は、和食には欠かせないものですが、日本の食事のバランスのよさは、世界的にも評価されているのです。バランスのよい食事は、免疫力アップにもつながります。「まごわやさしい」を意識して、健康な食生活を送りましょう。

## 健康的な食生活になる食材の覚え方

**ま**

### 豆類
良質なタンパク質、ミネラルが豊富

**ご**

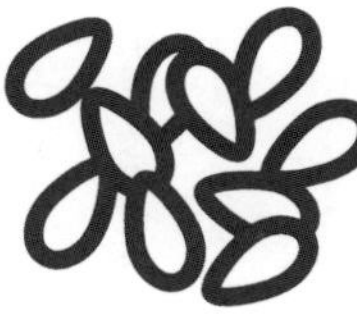

### ごま
タンパク質、ミネラル、脂質が豊富

**わ**

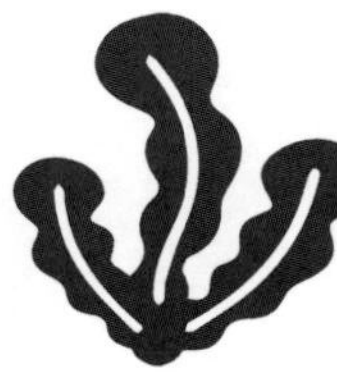

### わかめ
（海藻類）
ミネラルや鉄分が豊富に含まれる

**や**

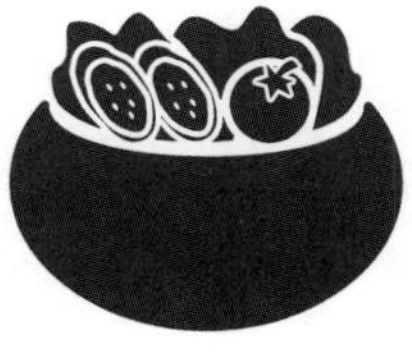

### 野菜
1日350gを目安に食べると良い

**さ**

### 魚
必須脂肪酸である不飽和脂肪酸が豊富

**し**

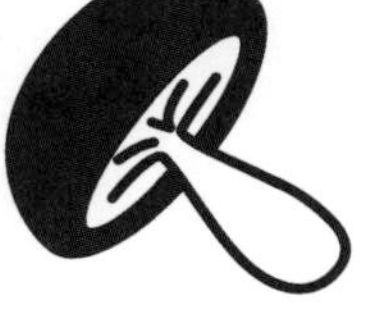

### しいたけ
（きのこ類）
食物繊維やミネラル、ビタミンが豊富

**い**

### いも類
食物繊維、糖質、ビタミンCが豊富

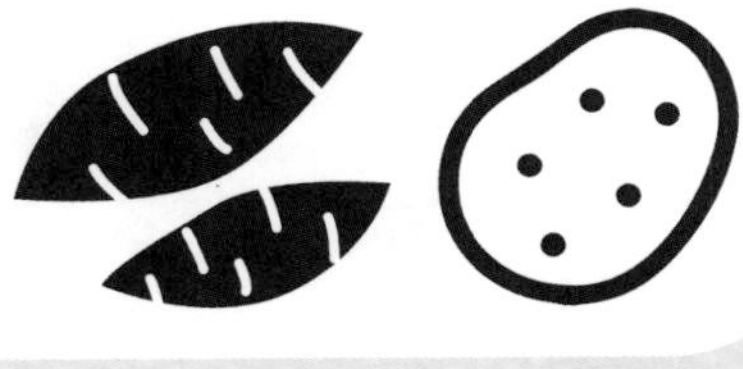

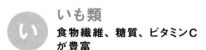

第2章

免疫力を上げる食べ方

# 免疫力を上げる最強おやつベスト5

## どうしてもおやつを食べたいときにはこれ

体のことを考えるなら、食事は3食できっちりすませ、間食はとらないのが理想です。とはいえ、仕事や勉強の合間、一息つきたいとき、ストレスを感じたときなど、「ちょっとなにか食べたい」という気持ちになることもあるでしょう。そんなときには、免疫力を上げるおやつを食べるようにしましょう。

オススメなのは、**塩分の入っていないミックスナッツ。アーモンドやくるみは、1粒の脂肪分が50～60％と高めですが、これらに含まれるのは「不飽和脂肪酸」と呼ばれるもので、悪玉コレステロールを減らしたり、生活習慣病を予防したりする効果があるのです。**さらに、食物繊維やタンパク質、ビタミン、ミネラルといった栄養素が含まれるため、免疫力も高まります。

その他にも、**腸内環境を整える働きのある、ヨーグルトや乳酸菌飲料、細胞の老化を抑制するダークチョコレート、不足しがちな野菜が手軽にとれる野菜チップスなど、体によい間食も案外多いものです。**お腹が空いてしまったときは、無理して食欲を我慢するのではなく、体にいいものを探してとるほうが、精神的にも安定します。どんなものも、食べすぎは厳禁ですが、小腹を満たす程度に食べるのであれば、問題はありません。賢く選んで、快適なおやつライフを楽しんでください。

## 免疫力を上げる最強おやつベスト5

### 1位 ミックスナッツ（塩分なし）

アーモンドやカシューナッツなど、さまざまなナッツの栄養を一度にとれる

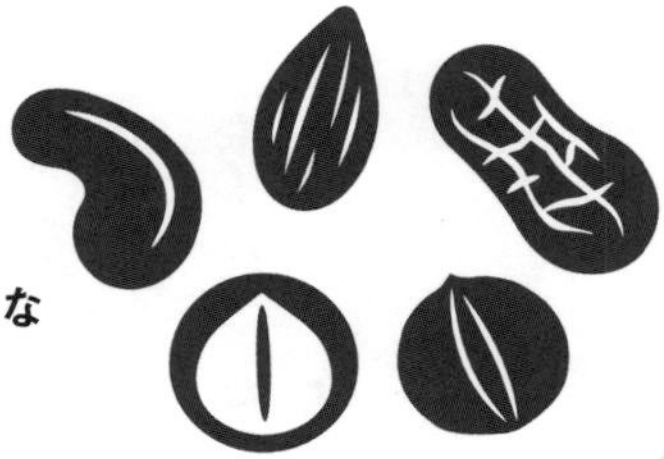

### 2位 ヨーグルト

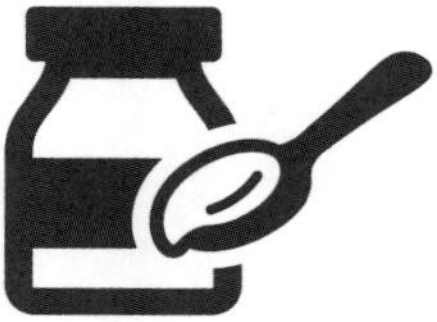

善玉菌を増やして腸内環境を整え、免疫力をアップさせる

### 3位 ダークチョコレート

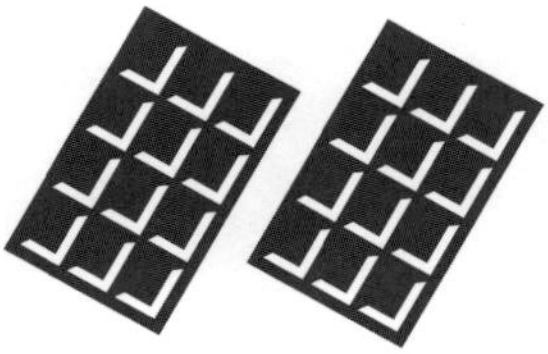

ポリフェノールの抗酸化作用が、細胞の老化を抑制する

### 4位 乳酸菌飲料

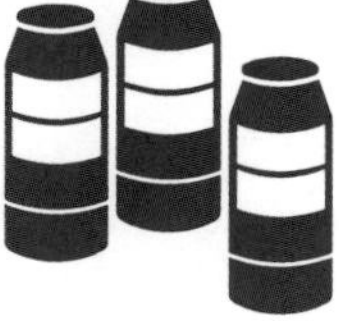

乳酸菌が腸内環境を整え、免疫力がアップする

### 5位 野菜チップス

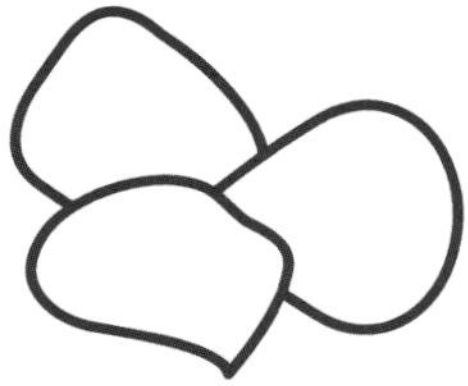

不足しがちな野菜が気軽にとれ、免疫力もアップする

# 免疫力を上げる居酒屋おつまみベスト3

## 揚げ物ばかりはNG ヘルシーなものを選ぶ

居酒屋のおつまみというと、唐揚げやフライなど、カロリーの高いものを連想しがちです。しかし、居酒屋のメニューをよく見て、体にいいものを選んでいけば、意外とバランスのいい食事ができるのです。

オススメは、**納豆を使ったおつまみです。納豆オムレツやイカ納豆など、店によって工夫を凝らした料理があり、食べやすいものも多くあります。**納豆自体にタンパク質が豊富に含まれているのに加え、納豆菌には腸内環境を整える働きもあります。さらには、ネバネバ成分のナットウキナーゼには、血液をサラサラにする効果もあるのです。

次にオススメなのは、カツオのたたき。旬の時期には多くのお店で食べることができるでしょう。こちらは、**血流をよくするEPAが豊富に含まれており、免疫力がアップします。**

最後に、**居酒屋の定番メニューであるもつ煮込みも体にいい効果をもたらします。疲労回復の効果があるビタミンB群に加え、免疫力を上げる効果のある亜鉛もとることができます。**

お酒に酔うと、満腹を感じるホルモンが抑制され、食欲増進のホルモンが分泌されてしまうため、ついつい食べすぎてしまうという結果になりがちです。体にいいおつまみを選び、お酒の適量を守って楽しむことが一番大切なのです。

## 免疫力を上げる居酒屋おつまみベスト3

### 1位 納豆料理

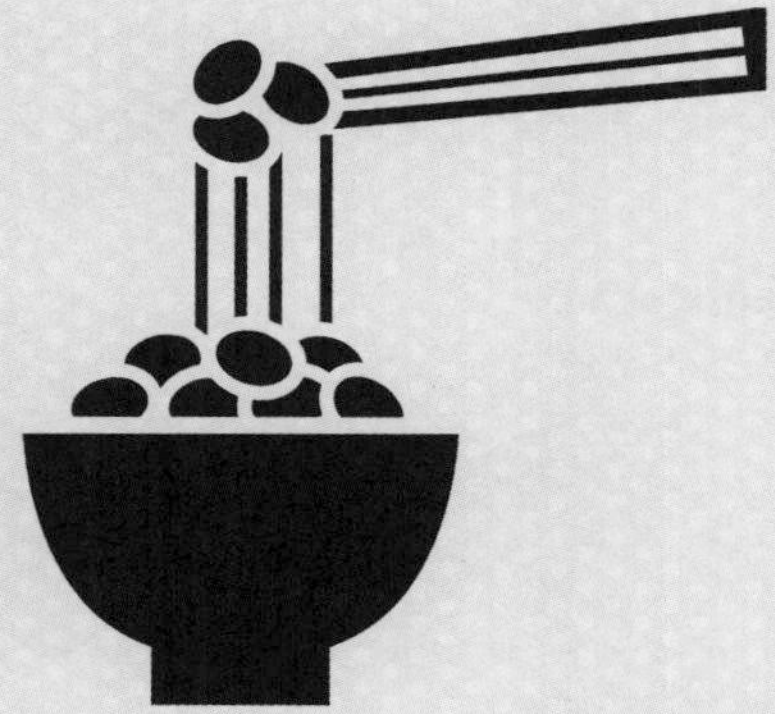

納豆オムレツや、イカ納豆など。ナットウキナーゼには、血液をサラサラにする効果あり。しょうがやしそなどを入れると、さらに免疫力アップ。

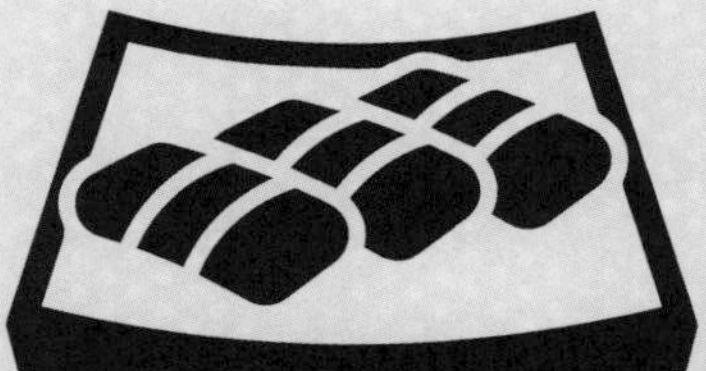

### 2位 カツオのたたき

血流をよくする効果のあるEPAを豊富に含んでいる上、玉ねぎも一緒に食べると血管が健康になる。免疫力も上がる。

### 3位 もつ煮込み

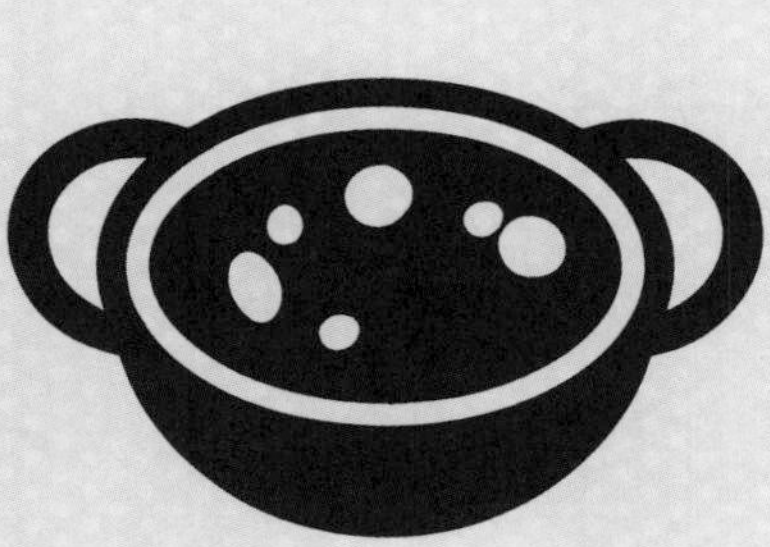

疲労回復に効果のあるビタミンB群が豊富に含まれている上、免疫力を上げる効果のある亜鉛も含んでいる。

# ヨーグルト

## ヨーグルトは食後にとる

ヨーグルトは牛乳などの乳原料に乳酸菌や酵母を混ぜて発酵させた食品。乳酸菌は腸内環境を整える作用があり、腸内環境を整えることは免疫力アップにつながる。乳酸菌のほかにビフィズス菌を含むヨーグルトもあり、より整腸効果の高い食品として人気だ。

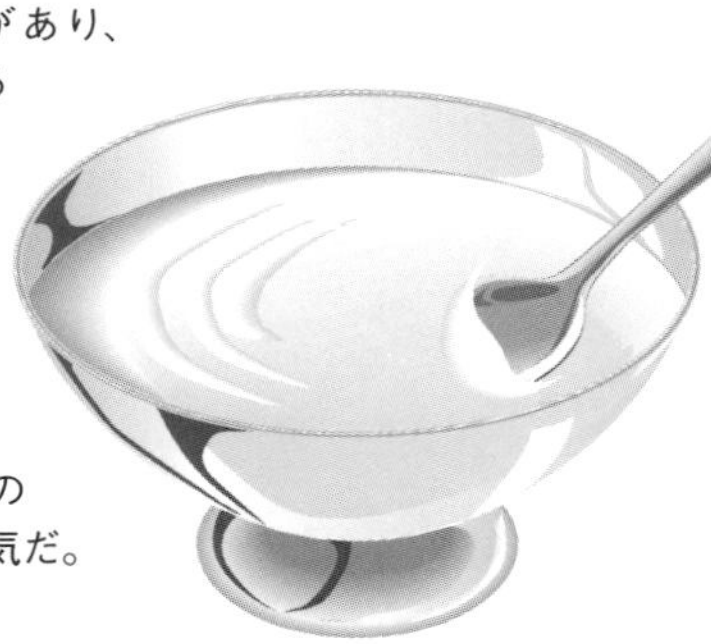

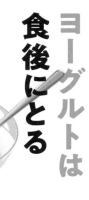

### 免疫力アップのポイント

- **乳酸菌で腸内環境を整えられる**
- **胃酸に弱いので食後に食べるのが理想**
- **オリゴ糖といっしょにとると効果的**

生きたままの細菌を食べることで腸内環境を整える食品はプロバイオティクス食品と呼ばれ、ヨーグルトはその代表格です。

ただし**乳酸菌は基本的に胃酸に弱いので、胃が食べ物で満たされている食後にとり、胃酸の影響を受けにくくするのがオススメ。**腸内になかなか定着しないため、毎日食べてつねに乳酸菌を取り入れましょう。

また、大腸でビフィズス菌の餌となるオリゴ糖といっしょにとるのも効果的です。

# ぬか漬け、キムチ

## ぬか漬けは洗うな!

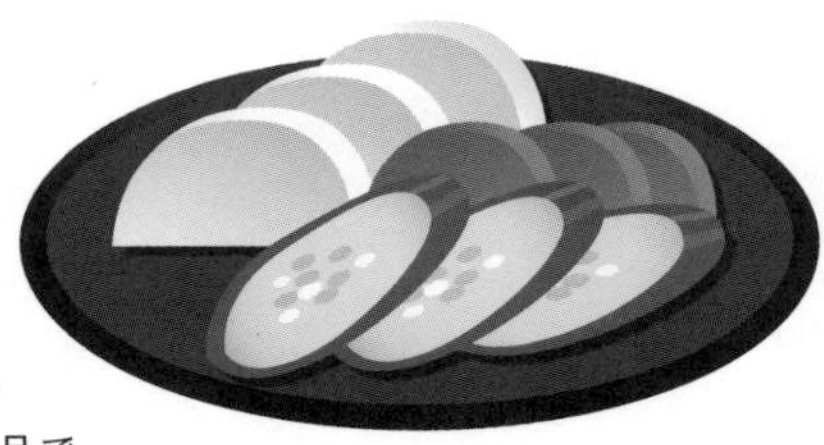

米ぬかに乳酸菌を加えて発酵させたぬか床。そこに野菜を漬け込んで作るぬか漬けは、乳酸菌が豊富なプロバイオティクス食品である。同様にキムチも、乳酸菌で発酵させた汁に野菜などを漬け込んだもの。こちらも乳酸菌をたっぷり含み、免疫力アップに効果的な食品のひとつである。

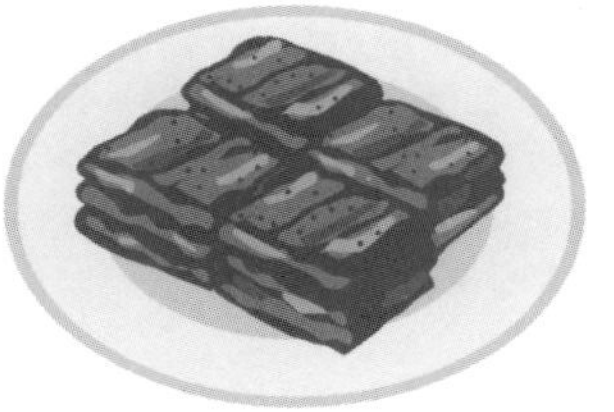

### 免疫力アップのポイント

- **ぬか漬けは乳酸菌で発酵させた食品**
- **洗い流さず多少ぬかが残った状態で食べよう**
- **キムチは汁まで食べるのが○**

乳酸菌を豊富に含むぬか漬けやキムチは、腸内環境を整えて免疫力アップにつながる代表的な食品です。ぬか漬けは食べるまえに水で洗うことが多いと思いますが、**周りに付いたぬかこそが乳酸菌の源。あまりきれいに洗い流さず、ぬかが多少残った状態で食べたほうがより乳酸菌を摂取できます。**ペーパータオル等でぬかを軽く拭き取るくらいがちょうどいいでしょう。

キムチも同様に、その漬け汁にたっぷり乳酸菌が含まれています。固く絞ったりせず、汁まで完食するのがオススメです。ごはんのお供や酒のおつまみに、積極的に食べてみてください。

# ニンニク

## ニンニクはとにかく刻め！

強い香りとスタミナ増強等の効果で知られるニンニク。その香りを活かし、細かく刻んだりすりおろしたりして風味付けやトッピングとして使われることが多い。また、ニンニクといえば一般的に球根の部分を指すが、茎の部分であるニンニクの芽や葉ニンニクなども親しまれている。刺激物なのでとりすぎには注意が必要。

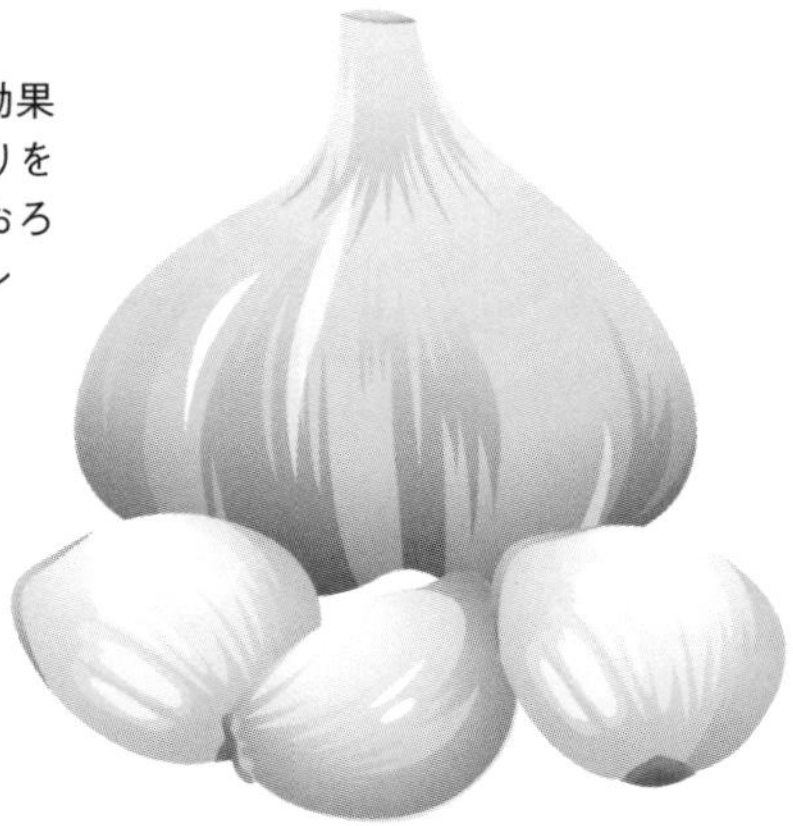

免疫力アップのポイント

- **ファイトケミカルのアリインを含む**
- **切ったり刻んだりするとアリインがアリシンに変化**
- **アリシンは抗菌・抗がん・スタミナ増強などの効果**

ニンニクはファイトケミカルのアリインを含んでいますが、このアリインはアリシンに変化することで抗菌・抗がん・スタミナ増強などの効果を発揮します。**アリインがアリシンに変化するのは、ニンニクを切ったり刻んだりすりおろしたりしたとき。細かくすればするほど、アリシンへ変化しやすくなります。**ニンニクはできるだけ細かく刻むのがいい、といえるでしょう。

なお、アリシンは高温で加熱すると一気に揮発して消えてしまいます。ニンニクを加熱料理に用いる場合は、弱火でじっくり炒め、アリシンを丁寧に油に溶け出させるのが大事です。

# ブロッコリー

## ブロッコリーは茎まで食べる！

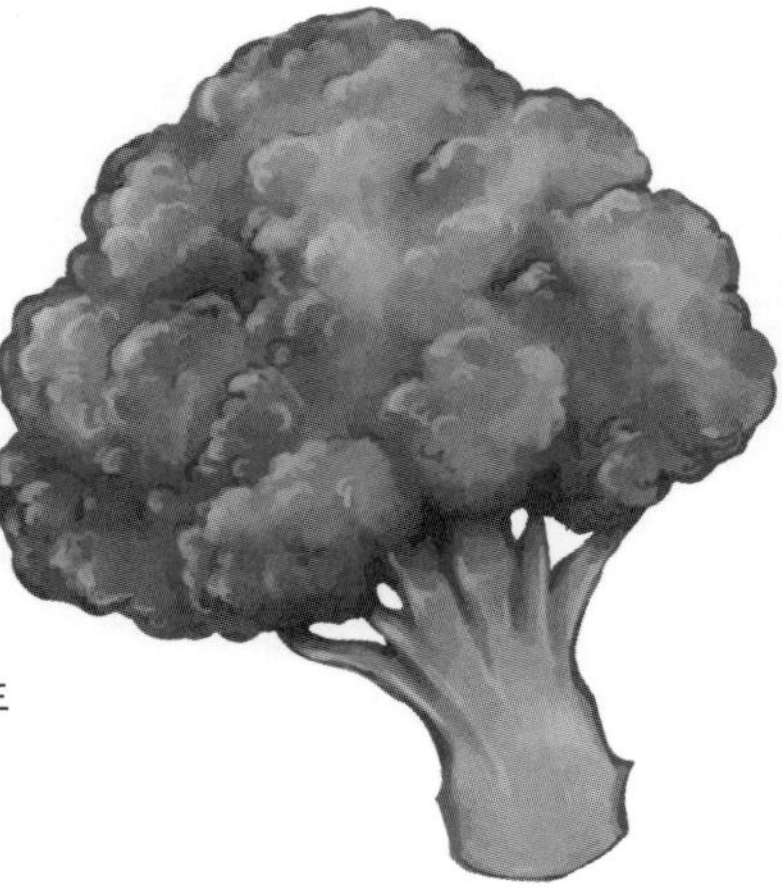

ブロッコリーはキャベツを品種改良して生まれた食品。柔らかい花蕾《からい》（先端の房のような部分）だけでなく、茎の部分も栄養価が高く食用にされている。基本的には茹でて食べるものだが、ブロッコリーの新芽でカイワレ大根のような外観のブロッコリー・スプラウトなら生のまま食べることも可能だ。

免疫力アップのポイント

- **ファイトケミカルのスルフォラファンを含む**
- **ブロッコリー・スプラウトならスルフォラファンが6倍に**
- **茎にはビタミンCがたっぷり**

ブロッコリーの魅力は、スルフォラファンという成分を豊富に含んでいること。**スルフォラファンはとくに抗酸化作用の強いファイトケミカルで、解毒作用や抗がん作用があることがわかっています。**このスルフォラファンは、ブロッコリーの新芽であるスプラウトにとくに多く含まれています。その量はなんとブロッコリーの6倍！

なお、ブロッコリーはビタミンCが豊富なことでも知られていますが、これは茎の部分により多く含まれています。茎の部分は繊維質でやや硬いので、調理の際は茎からさきに茹で、あとで花蕾を湯に入れましょう。

# キャベツ

## キャベツは生より酢漬け

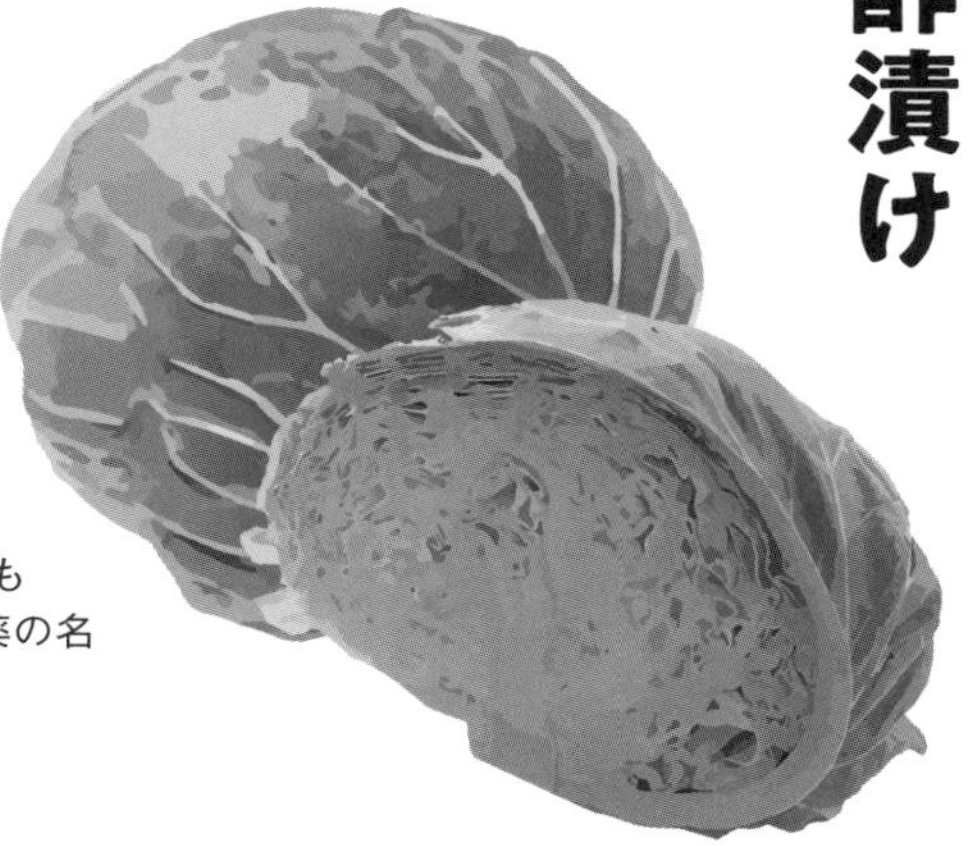

生でサラダに、煮物や炒め物に、幅広く親しまれている葉物野菜のキャベツ。ファイトケミカルのスルフォラファンとβ《ベータ》カロテンを含み、ビタミンCが豊富なことでも知られている。また、胃の粘膜を保護するキャベジンという成分も含まれ、これは有名な胃腸薬の名前にもなっている。

**免疫力アップのポイント**

- **スルフォラファンやβカロテンが豊富**
- **ドイツ式酢漬け「ザワークラウト」で乳酸菌発酵**
- **単に酢に漬けた酢キャベツもダイエットに効果的**

キャベツはそのままでも十分に栄養豊富な食品ですが、ドイツ式の漬け物「ザワークラウト」にして食べれば、さらに免疫力アップも期待できます。

作り方は簡単。切ったキャベツ（半玉分）に塩2gをまぶし、瓶に入れて保存するだけ。**1週間ほど漬けておくと乳酸菌による発酵が進み、酸味溢れるプロバイオティクス食品になるのです。酢を未使用ながら、その酸味から酢漬けと呼ばれています。**

一方、本当の酢を使ってキャベツを漬けた「酢キャベツ」という食べ物もあります。こちらは高血圧予防やダイエットの効果が注目されています。

# にんじん

## にんじんは皮ごと食べる

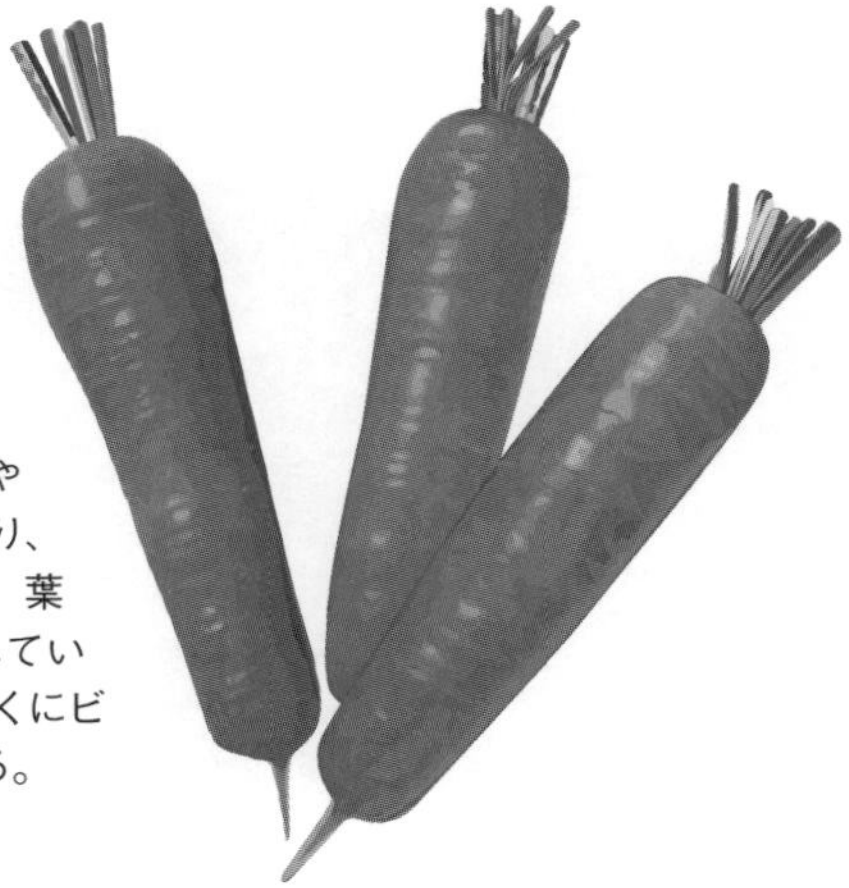

にんじんはβカロテンを豊富に含む緑黄色野菜。βカロテンは抗酸化作用があるほか、体内で必要に応じてビタミンAに変化する。ビタミンAは皮膚や粘膜を保護する働きがあり、免疫力の点でとても重要。葉の付いたにんじんも売られているが、この葉の部分にはとくにビタミンCが多く含まれている。

### 免疫力アップのポイント

- **抗酸化作用に優れたβカロテンが豊富**
- **皮の近くにはファイトケミカルのアントシアニン**
- **アントシアニンはがんや生活習慣病を予防**

にんじんはβカロテンに加え、ポリフェノールの一種であるアントシアニンも豊富に含んでいます。**アントシアニンもβカロテンと同様に抗酸化作用があり、がんや生活習慣病の予防に役立つことがわかっています。**このアントシアニンは皮の近くの部分に多く含まれているため、できれば皮を剥かずににんじんを丸ごと食べるのが理想的。

なお、βカロテンは油とともにとると吸収がよくなります。油で炒めてきんぴらにしたり、生で食べる場合はドレッシングをかけると効果的。煮物にする場合は一度油で炒めてから煮込むのがオススメです。

# トマト

## 完熟トマトとオイルは最強のコンビ

真っ赤な完熟トマトは甘くて食べやすいうえ、じつは成分の面でも若いトマトより優れている。トマトにはファイトケミカルのリコピンが含まれており、これが多いほどトマトは赤くなるのだ。真っ赤で適度に柔らかいのが完熟のサイン。少々硬い場合は常温で１～２日置いておくと食べごろになる。

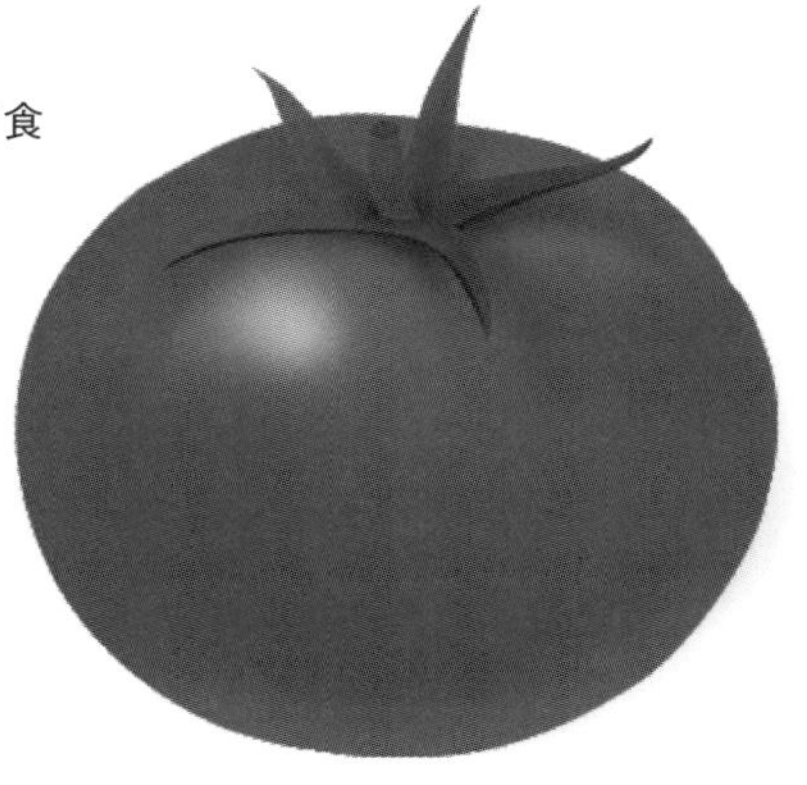

### 免疫力アップのポイント

- **ファイトケミカルのリコピンをたっぷり含む**
- **トマトの赤色はリコピンの色。真っ赤な完熟トマトほどいい**
- **βカロテンやビタミンCも多く免疫力は最強**

トマトに含まれるリコピンは、抗酸化作用を持つファイトケミカルの一種で、その抗酸化力はなんとβカロテンの約2倍。真っ赤に熟してリコピンをたっぷり含むトマトを食べましょう。

**このリコピンは油といっしょにとると吸収がよくてオススメ。トマト料理にはオリーブオイルがよく合いますが、じつはリコピンを摂取するのにこの組み合わせは最強なのです。**

なお、トマトにはリコピンだけでなく、皮膚や粘膜の保護につながるβカロテンや、ＮＫ細胞を活性化させるビタミンCも豊富に含まれています。免疫力アップにうってつけですね。

# 玉ねぎ、ねぎ

## 玉ねぎは刻んで15分放置

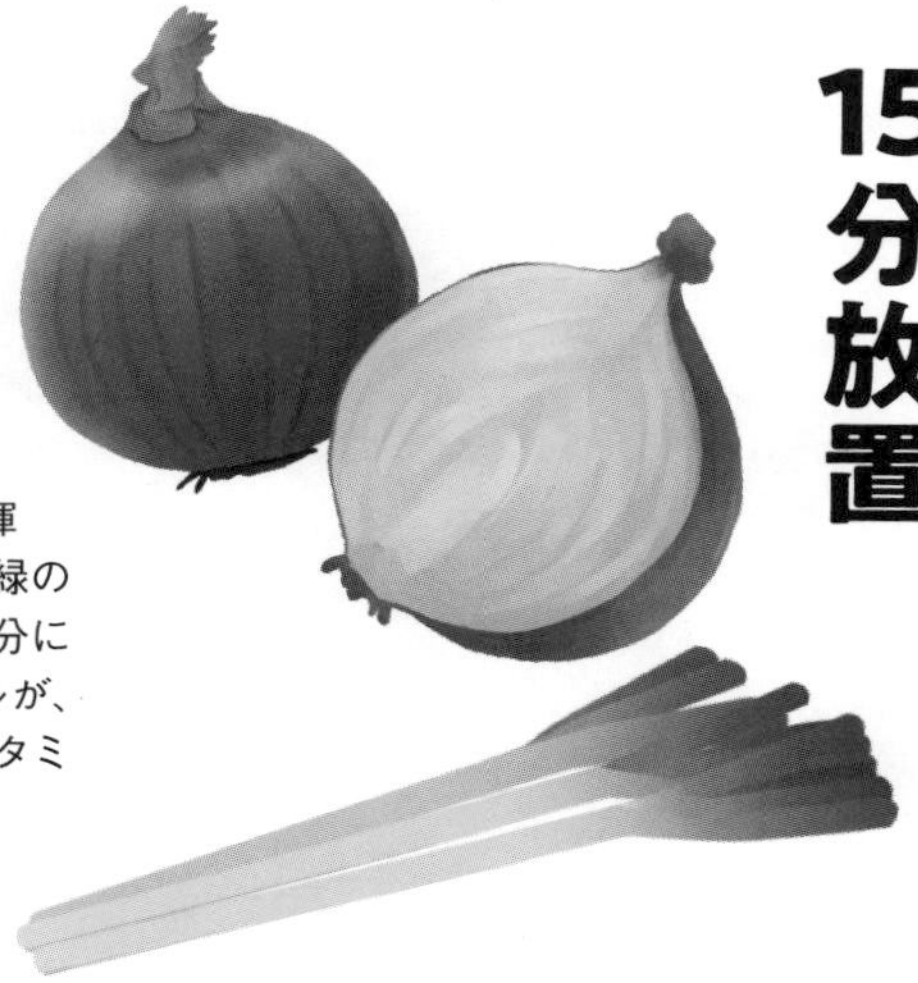

玉ねぎやねぎの特有の辛味は、ファイトケミカルのアリシンによるもの。このアリシンは切ったり刻んだりしたときに発生し、抗酸化作用や抗がんなどの効果を発揮する。またねぎは白い部分と緑の部分で栄養が異なり、白い部分には抗菌効果のあるネギオールが、緑の部分にはβカロテンやビタミンCが豊富に含まれている。

### 免疫力アップのポイント

- **切って細胞をつぶすとファイトケミカルのアリシンが発生**
- **アリシンは加熱に弱いが15分置いておくとそれを防げる**
- **白ねぎには抗菌効果のネギオールも**

玉ねぎやねぎもニンニクと同じくアリインからアリシンを生む食品。このアリシンは加熱すると壊れてしまいますが、切って15分ほど置いてから調理するとそれを防ぐことができます。

またアリシンは玉ねぎやねぎを水にさらしておくと抜け出てしまいますので、辛味を低減させたい場合は空気中に15分ほど置いておくのがオススメです。

**ちなみにアリシンには、ビタミンB1の吸収を助ける働きもあります。ビタミンB1はエネルギー生成に欠かせない栄養素。ビタミンB1たっぷりの豚肉は、玉ねぎやねぎといっしょに食べるのがいいということです。**

# ピーマン

## ピーマンはいろいろな色のものを食べる

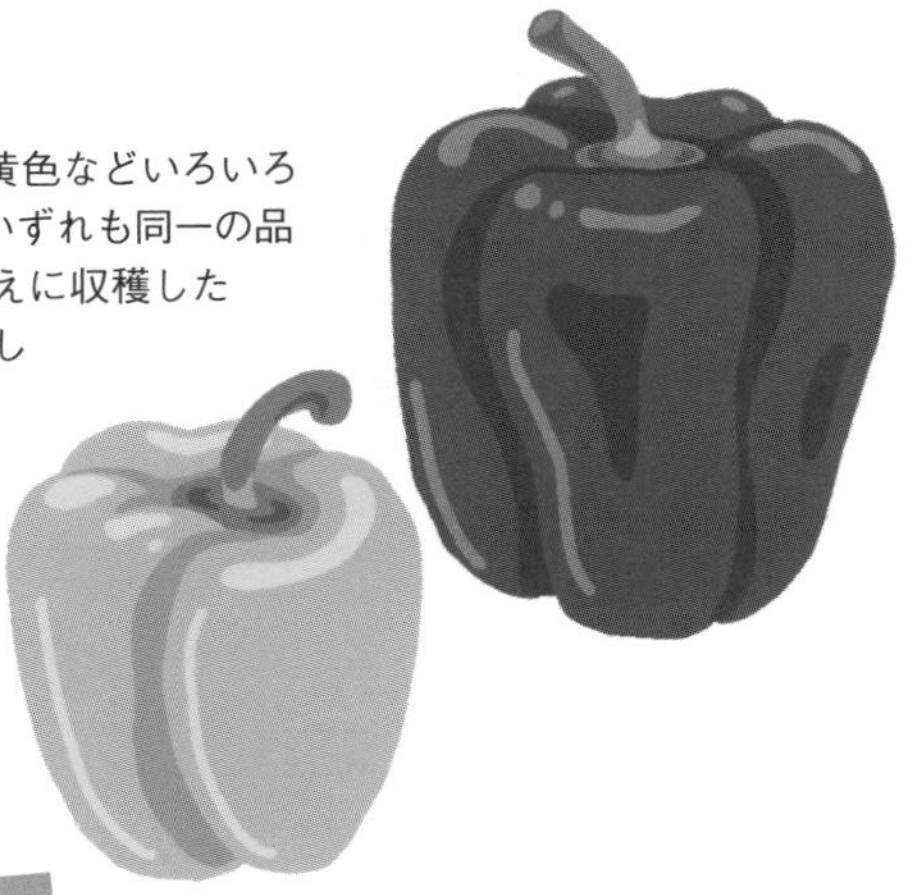

ピーマンには緑や赤、黄色などいろいろな色のものがあるが、いずれも同一の品種。緑色は成熟するまえに収穫したもの、赤や黄色は成熟して色付いてから収穫したものだ。色付くにつれて栄養もだんだん増えていくが、緑色のピーマンでも十分に栄養は豊富である。

**免疫力アップのポイント**

- **βカロテンやビタミンCが豊富**
- **これらはピーマンの色によって含有量が違う**
- **食べ慣れた緑だけでなく赤や黄色のピーマンも食べよう**

ピーマンはファイトケミカルのβカロテンやNK細胞を活性化させるビタミンCを豊富に含む野菜です。**ただ、色によって栄養の量は違い、赤ピーマンはβカロテンとビタミンCが多く、黄色ピーマンはαカロテンやビタミンCを多く含んでいます。**

緑ピーマンは赤や黄色にくらべて栄養は劣りますが、それでも十分な量の栄養があり、何より安価なのが大きな長所。普段は緑ピーマンを食べ、たまに赤や黄色も取り入れると、効率的に栄養をとれるでしょう。

なお、βカロテンは脂溶性なので、油といっしょにとると吸収が良くなります。

# ごぼう

## ごぼうのアク抜きはほどほどに

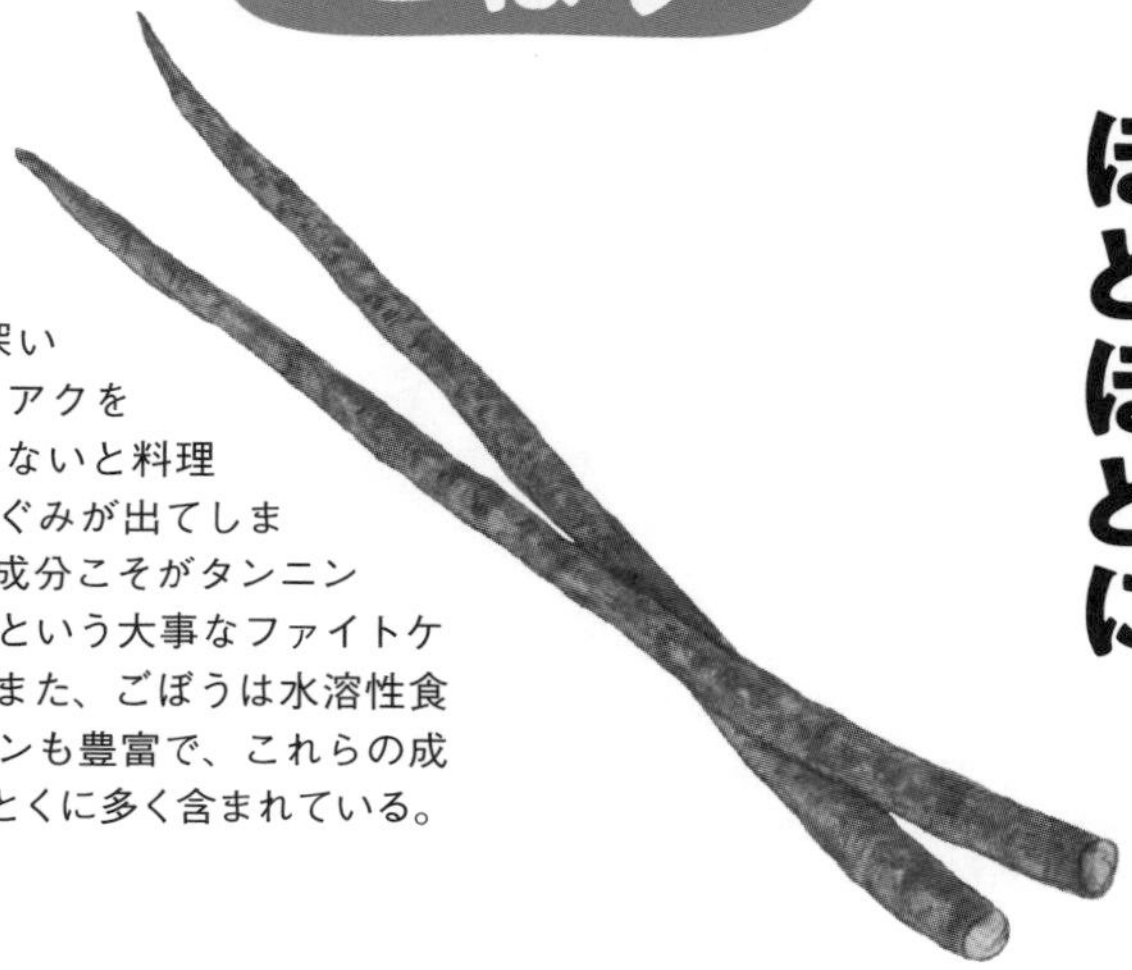

独特の食感で日本人になじみ深い根菜のごぼう。アクを抜いてから使わないと料理が黒くなってえぐみが出てしまうが、この黒い成分こそがタンニンやクロロゲン酸という大事なファイトケミカルである。また、ごぼうは水溶性食物繊維のイヌリンも豊富で、これらの成分は皮の部分にとくに多く含まれている。

### 免疫力アップのポイント

- **抗酸化作用のあるタンニンやクロロゲン酸を含む**
- **これらは皮に多く含まれ、アクの元となっている**
- **皮を剥かずアクも抜き切らないのが免疫力の点では理想的**

ごぼうは皮の部分に大事な成分が多いため、皮を完全に剥いてしまってはもったいない。包丁の背で表面を軽くこそげとるくらいがオススメです。

また、ごぼうはアクが強いため水にさらしてアク抜きをするのが一般的ですが、このとき**タンニンやクロロゲン酸、イヌリンといった大事な成分も流れ出してしまいます。アク抜きは軽く水ですすぐ程度にし、ほどほどで済ませましょう。**

なお、ごぼうは調理前に電子レンジで軽く加熱（500wで40秒くらい）しておくと、抗酸化作用がより強くなって免疫力アップが期待できます。

# レンコン

## レンコンは毎日食べる

レンコンはハスの地下茎にあたる部分で、タンニンやクロロゲン酸が豊富な根菜である。ごぼうと同様にきんぴらや煮物などの具材として親しまれているが、そのほかにもパウダー状にして振りかけたり、すりおろしてハンバーグにしたりと、調理方法のバリエーションに富む。またビタミンCも豊富である。

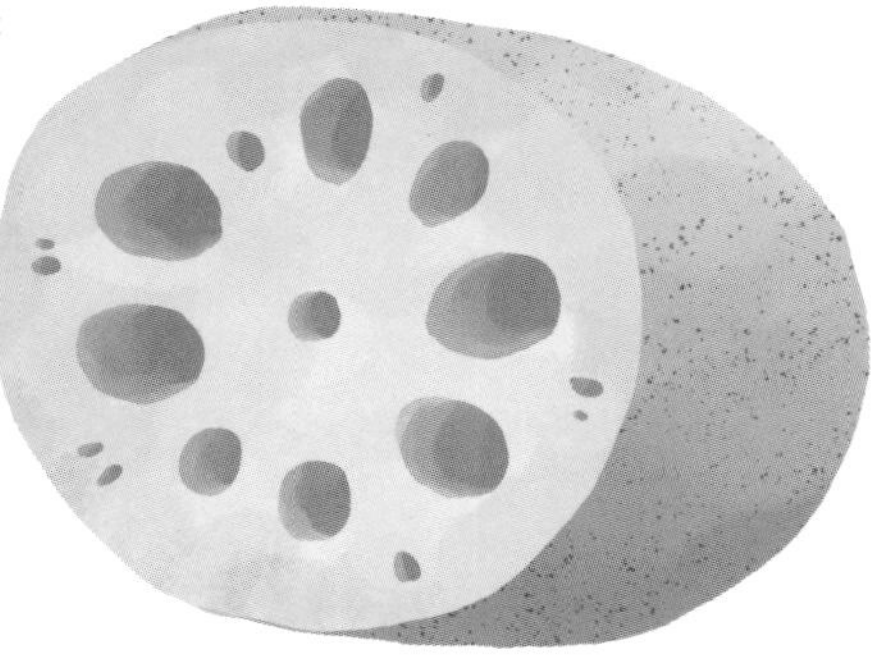

### 免疫力アップのポイント

- ごぼうと同様にタンニンやクロロゲン酸が豊富
- これらは花粉症などのアレルギー症状を抑える
- 毎日こつこつ食べ続けて体質改善

アレルギー症状のひとつである花粉症は、**免疫細胞が花粉に反応して過剰に抗体を作ってしまうのが原因。レンコンに含まれるタンニンやクロロゲン酸は、こうした抗体の産生を抑え、花粉症を和らげる効果があります。**

とはいえ、薬と違って即効性があるわけではないので、毎日こつこつと気長に食べ続けるのが大事。1日に食べる量は25～30g程度でかまいません。3ヶ月も続けるとだいぶ体質が改善されるといわれます。

なお、これらの成分は皮やその近くに多く含まれるため、できるだけ皮を剥かず水洗いをする程度に留《とど》めるのが理想的です。

# 肉

## 肉は偏って食べてはダメ

メイン料理として親しまれる肉類は、体を作るためのタンパク質の宝庫。また、免疫力を支える鉄分や亜鉛なども豊富に含んでいる。肉といえば牛・豚・鶏が代表的で、それぞれもも肉やバラ肉などさまざまな部位があるため種類は千差万別。それぞれの栄養バランスの違いにも注意したい。

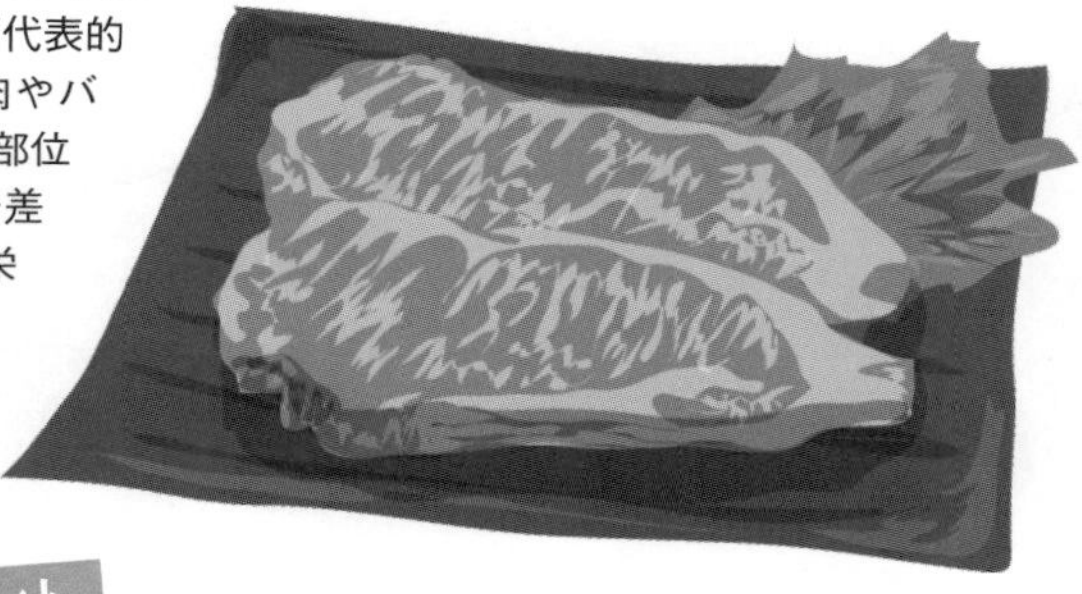

### 免疫力アップのポイント

- 牛・豚・鶏それぞれアミノ酸の構成が違う
- 鉄分は豚と鶏のレバー、亜鉛は牛肉全般が優れている
- 皮膚や粘膜のガード機能を高めるビタミンB1なら豚肉

免疫力を高めるにはまず体をしっかり作ることから。そのためにも、タンパク質が豊富な肉は食卓に欠かせません。

肉は牛・豚・鶏それぞれアミノ酸（タンパク質を構成する成分）のバランスが違い、また豚と鶏のレバーは鉄分が多いのに対して牛肉は全般的に亜鉛に優れるなど、栄養のバランスも異なります。どれかひとつに偏らず、いろいろな肉をバランスよく食べるのが大事といえます。

**なお、肉の鉄分はビタミンCといっしょにとると吸収がよくなります。ビタミンCが豊富な野菜や果物とともに肉を食べるのが効率的でオススメです。**

# 牡蠣《かき》

## 牡蠣を食べるなら
## レモン汁で

牡蠣はグリコーゲンにタンパク質、亜鉛やカルシウムをはじめとするミネラル類などたくさんの栄養素を含むことから「海のミルク」とも呼ばれる。とくに亜鉛の含有量は全食品のなかでもトップクラス。また、中華料理によく使われるオイスターソースは、牡蠣を煮出した汁から作った調味料である。

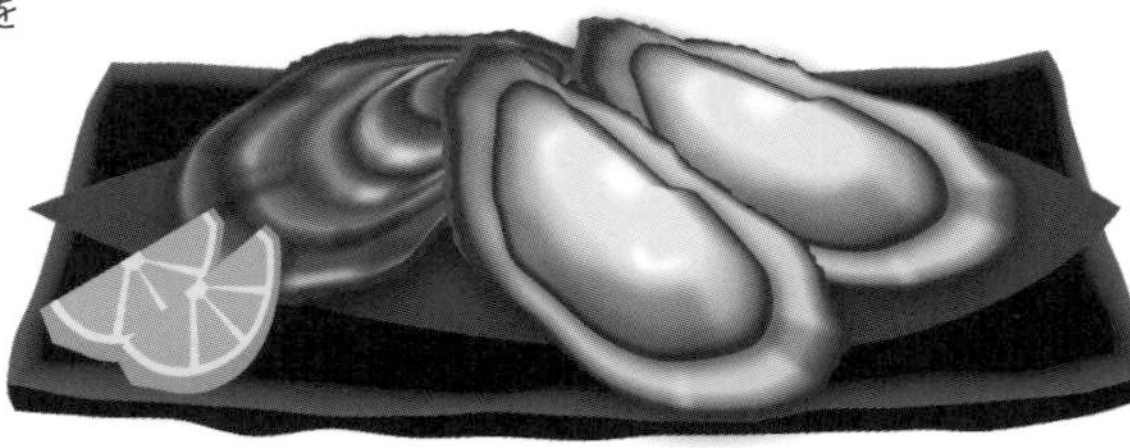

免疫力アップのポイント

- **亜鉛の含有量は全食品のなかでもトップクラス**
- **亜鉛は皮膚や粘膜の新陳代謝に欠かせない**
- **レモンをかけて食べると亜鉛の吸収がよくなる**

牡蠣に含まれる亜鉛は、皮膚や粘膜の新陳代謝に欠かせない大事な栄養素。**亜鉛が不足すると免疫力が低下し、病原菌やウイルスが侵入しやすくなってしまうため、積極的に牡蠣を食べて亜鉛をとりたいところです。**

その際、牡蠣にはレモンやすだちなどの汁をかけるのがオススメ。これらに含まれるビタミンCやクエン酸が亜鉛の吸収力を高めてくれるのです。

ちなみに牡蠣の煮汁から作られるオイスターソースにも、亜鉛は多く含まれます。これは中華料理によく使われるソースですが、他のいろいろな料理にかけるのも有効な手です。

# 卵

## 卵は最低1日1個はとる

卵はタンパク質と脂質をたくさん含み、カルシウムや鉄・亜鉛のミネラル類、それにビタミン類も豊富でまさに万能の食品。コレステロールを多く含む点から、これまで「1日1個まで」とか「じつは上限はない」など話が二転三転してきたが、最新の食事摂取基準ではとりすぎを控えるよう改められた。

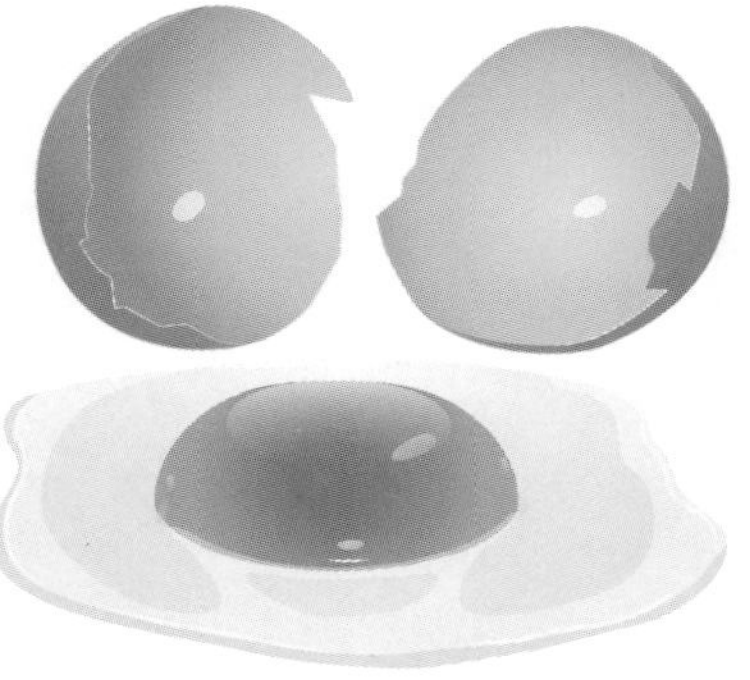

### 免疫力アップのポイント

- 良質なタンパク質で体を作るのに欠かせない
- ビタミン類や鉄分など他の栄養素も豊富に含む
- とりすぎにならない範囲でしっかり食べたほうがいい

体を作るためのタンパク質のほか多くの栄養素を含む卵は、免疫力アップに欠かせません。

卵といえば以前はコレステロールのとりすぎが心配されていましたが、じつは**コレステロールは細胞膜を作るのに重要な物質。不足すると免疫力が低下し、病気のリスクが高まります。大事な栄養素ですので、とりすぎにならない範囲で卵はしっかり食べたほうがいいのです。**

なお、料理によっては卵黄のみを使用する場合もありますが、卵の栄養のほとんどは卵黄に集中しているため、それでも問題はありません。毎日1個を目標に、ぜひ卵を食べましょう。

# バナナ

## バナナは青いものでも、熟成したものでもよし

日本バナナ輸入組合の調査によると、バナナは2005年から2020年まで16年連続で「よく食べる果物」の1位をキープ。手軽に食べられるうえ、カリウムやマグネシウムなどのミネラル類が豊富なのが要因だろう。また、腸内の善玉菌のエサとなるオリゴ糖も含んでおり、ヨーグルトとの相性がいい。

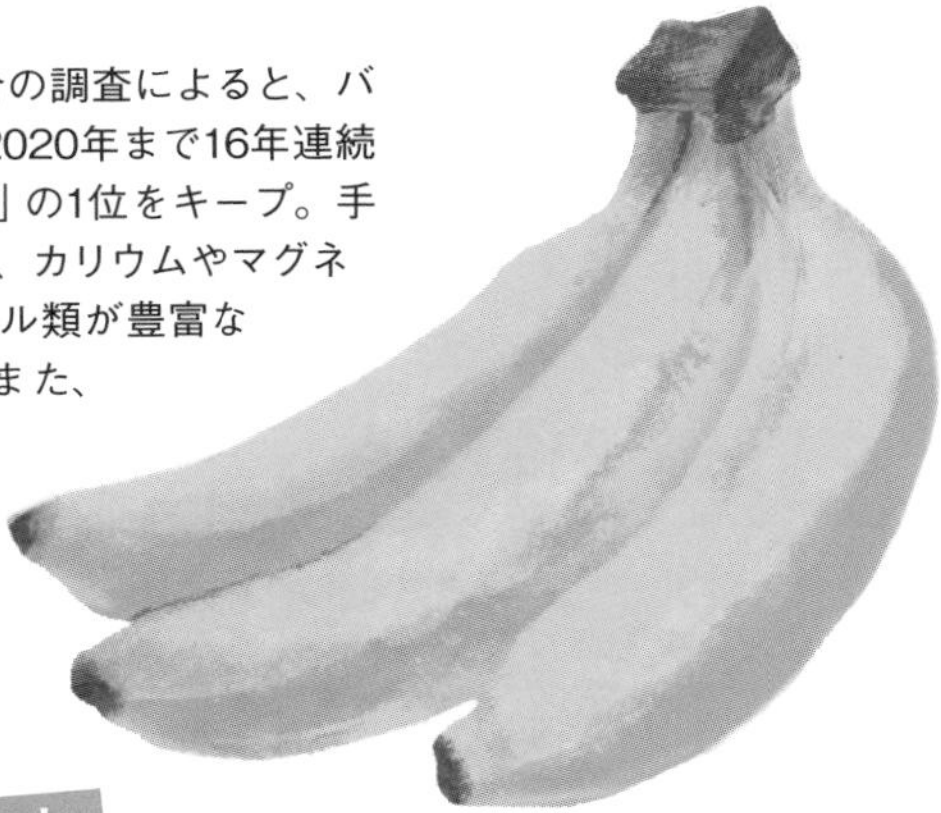

**免疫力アップのポイント**

- **青いバナナは難消化性でんぷんで整腸作用**
- **熟したバナナは白血球の数を増やす**
- **ヨーグルトとの相性が抜群**

バナナは青みのある若いバナナと、黄色い皮の表面に黒い斑点がある熟したバナナとで、健康への影響が変わってきます。

**若いバナナは難消化性でんぷんという食物繊維が豊富で、腸内環境を整える効果を持っています。一方、熟したバナナのほうは白血球の増加を促し、免疫力を高める作用があります。**

また、バナナのオリゴ糖は腸内まで届いてビフィズス菌のエサになります。ビフィズス菌入りのヨーグルトといっしょに食べると効果的でオススメです。

なお、熟したバナナを冷凍すると、含有するポリフェノールが増えるといわれています。

# みかん

## みかんは皮も役に立つ

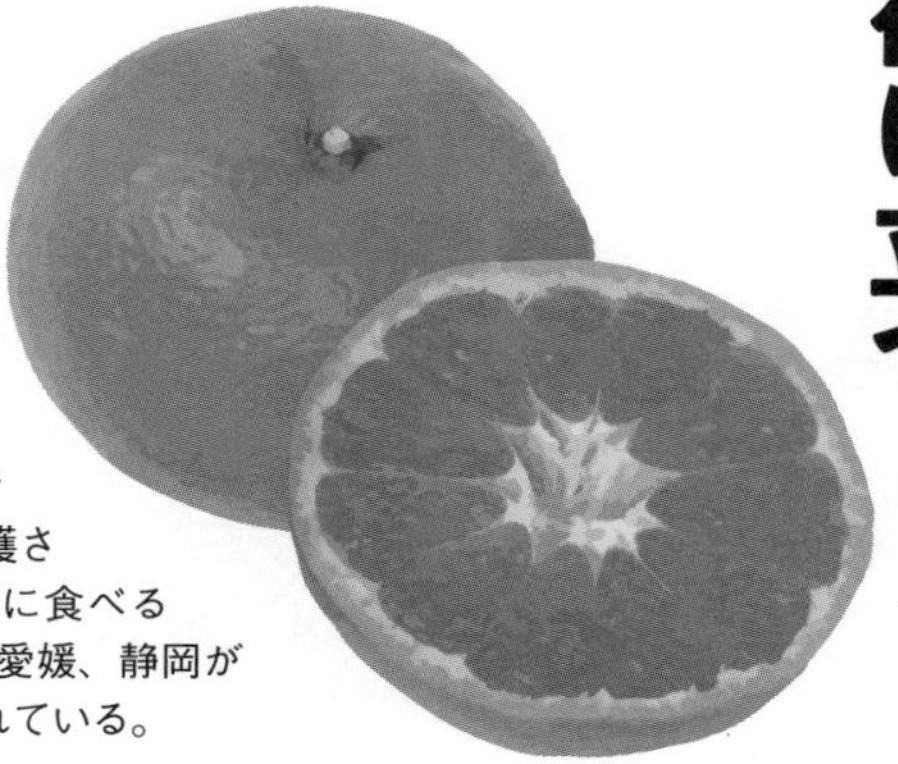

近年は消費量でバナナに抜かれたものの、古くから日本で愛されてきた果物のみかん。ビタミンCが豊富なほか、ファイトケミカルのβクリプトキサンチンを含んでいる。秋から冬にかけて収穫されるものが多く、寒い時期に食べる果物として人気。和歌山、愛媛、静岡が日本の三大産地として知られている。

### 免疫力アップのポイント

- **豊富なビタミンCでNK細胞を活性化**
- **抗酸化作用のあるβクリプトキサンチンを含む**
- **皮の部分はとくに栄養価が高い**

みかんといえば豊富なビタミンCがまず頭に浮かぶと思います。ビタミンCはNK細胞を活性化して風邪や感染症の予防に役立つ大事な栄養素です。

**また、みかんにはβクリプトキサンチンというファイトケミカルが含まれているのも特徴です。これは抗酸化作用を持つ物質で、老化やがんの原因となる活性酸素を取り除いてくれます。**

こうした栄養素は皮の部分に多く含まれているので、できれば皮まですべて活用したいところ。皮ごと食べるのはあまり現実的ではありませんが、皮を乾燥させて陳皮《ちんぴ》にすれば、いろいろな食品にかけて食べられます。

# ドライフルーツ

## 食べるなら 砂糖不使用のものを

ドライフルーツとは果物を天日干しなどで乾燥させた保存食のこと。ブドウやアンズ、オレンジなど、いろいろな果物が原料に用いられる。果物の栄養をそのまま凝縮し、食物繊維を豊富に含むのが大きな特徴。水分をほとんど含まないため腐敗菌が繁殖しにくく、長期保存できるのもメリットだ。

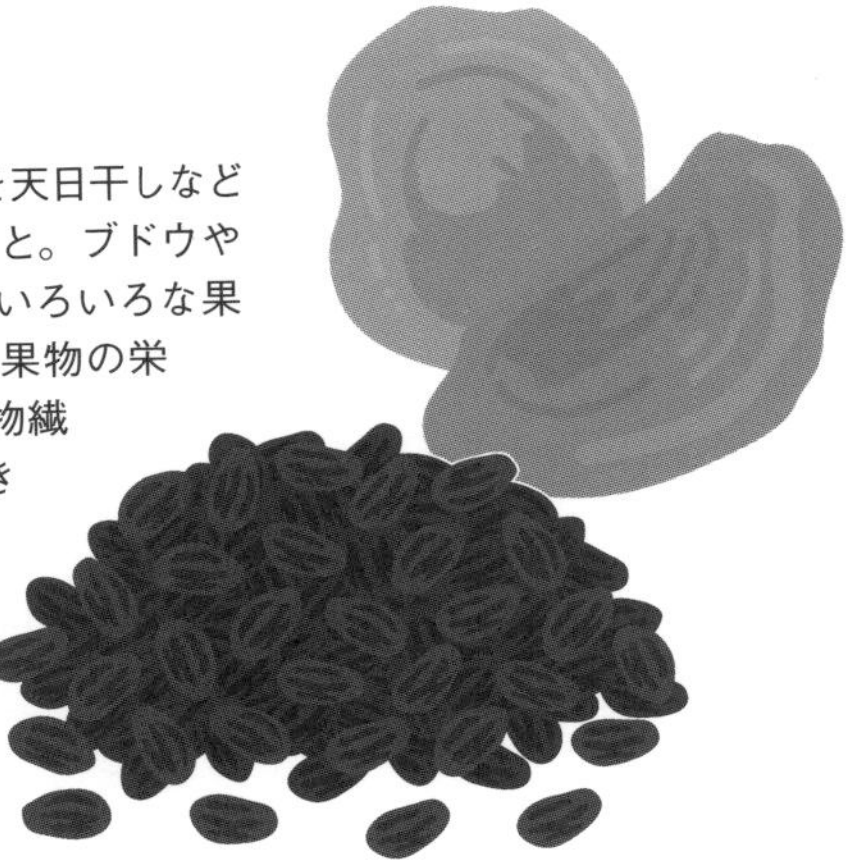

**免疫力アップのポイント**

- **果物の食物繊維がギュッと凝縮**
- **果物の皮ごと食べられて栄養満点**
- **糖質のとりすぎには注意**

果物を乾燥させたドライフルーツは、果物の栄養を手軽にとれる食品です。含まれる栄養素は原料の果物によって異なりますが、どのドライフルーツも食物繊維が豊富。**食物繊維は善玉菌を増やして腸内環境を整える効果がありますから、免疫力と深い関係にあります。また基本的に果物を丸ごと乾燥させたものなので、栄養の多い皮の部分まで食べられる長所も。**

とはいえ、原料はもともと甘い果物なので、食べすぎると糖質過多になってしまいます。とくに砂糖を使用したものは要注意。砂糖不使用のものを適量食べることを心がけてください。

# 緑茶

## 熱い緑茶と冷たい緑茶、それぞれ効能が違う

お茶にはカテキンというポリフェノールが含まれているが、なかでも緑茶は4種類ものカテキンを含む優秀な飲み物。カテキンはファイトケミカルの一種で、抗酸化作用などを持つとともに、お茶の渋みや苦みも生み出している。また、お茶にはビタミンCやカフェインなどの有用な成分も含まれている。

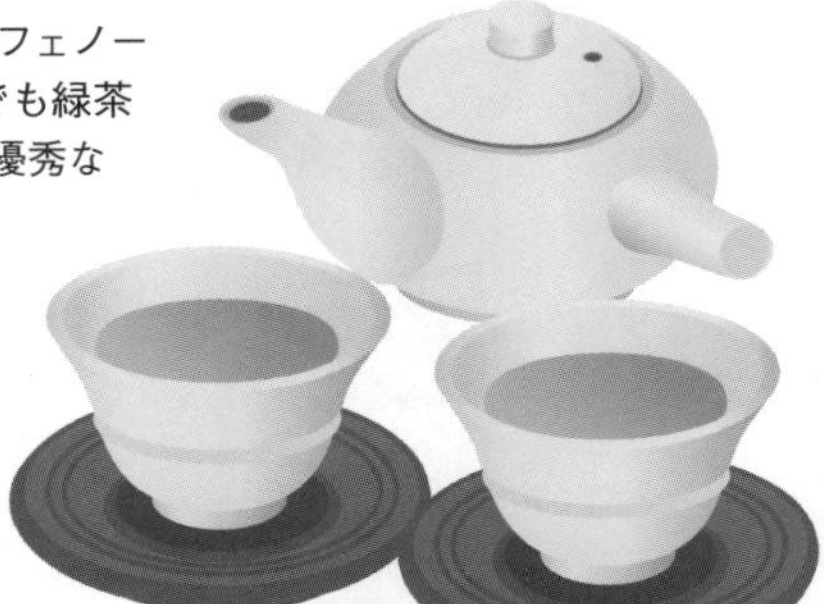

### 免疫力アップのポイント

- ファイトケミカルのカテキンを含む
- 熱いお茶のカテキンはアレルギー症状を緩和
- 冷たいお茶のカテキンはマクロファージを活性化

緑茶に含まれるカテキンは、お茶を熱いお湯で入れるか冷たい水で入れるかによって、その効能に違いが現れます。

熱いお茶の場合、**エピガロカテキンガレートというカテキンが多く抽出され、花粉症などのアレルギー症状を和らげます。**また、抗酸化作用による免疫力の向上も期待できます。その効果はビタミンCの数十倍にも。

一方、冷たいお茶の場合、エピガロカテキンが多く抽出されます。これは**マクロファージを活性化させて病原菌などへの抵抗力を高めます。**さらにO157や水虫の原因菌などにも効果があることがわかっています。

## お酢

# お酢をみそ汁や牛乳に加える

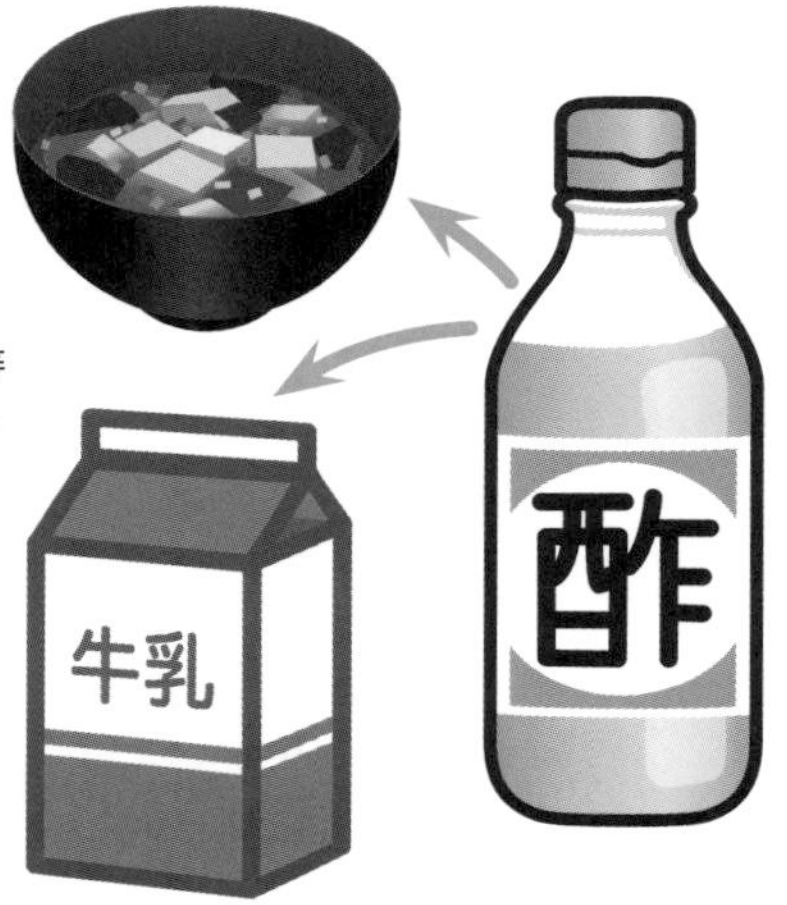


お酢が「健康にいい」というのは知られているが、実際に血糖値上昇の緩和、内臓脂肪の減少、腸内環境の改善といった効果が確認されている健康食品である。またお酢はお酒を酢酸菌でさらに発酵させて作るが、つまりお酒を分解する力があるということ。飲酒後にとるといいといわれる所以《ゆえん》である。

**免疫力アップのポイント**

- **カルシウムの吸収を高める**
- **お酢に含まれる酢酸が腸内環境を整える**
- **酢酸菌の含まれる黒酢などはアレルギー症状の緩和も**

お酢にはさまざまな健康効果がありますが、免疫力の点ではカルシウムの吸収を高めるのが注目ポイントです。お酢は食品中のカルシウムを溶け出させ、吸収しやすくするのです。なので、カルシウムが豊富な食品といっしょにとると効果的。具のみそ汁や牛乳などにスプーン1杯加えてみてください。

また、一般のお酢は澄んだ液体にするため酢酸菌がろ過されて商品化されますが、黒酢など一部のお酢は酢酸菌がある程度残っています。この**酢酸菌にはアレルギー症状を緩和する効果があるとされ、花粉症対策の選択肢として注目されています。**

# アーモンド

## 1日に23粒食べる「123運動」

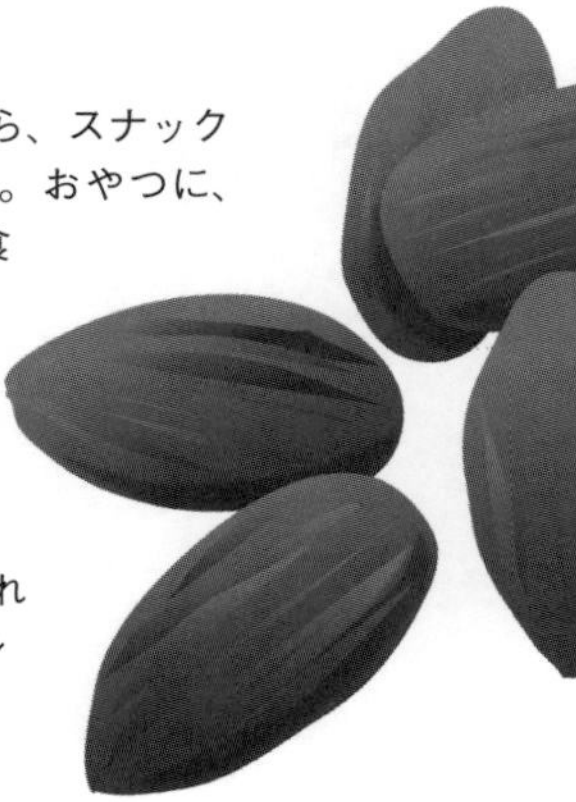

近年は健康意識の高まりから、スナック菓子よりもナッツ類が人気。おやつに、お酒のおつまみに、手軽に食べられる食品として親しまれている。なかでも栄養価が高いのがアーモンド。食物繊維に加えてビタミンE、ミネラル類、各種ファイトケミカル、それに体にいいとされるオレイン酸の脂質が含まれている。

### 免疫力アップのポイント

- **食物繊維が腸内環境を改善**
- **抗酸化作用に優れるビタミンEが豊富**
- **βカロテンやフラボノイドなどのファイトケミカルを含む**

アーモンドにはさまざまな栄養が含まれていますが、なかでも注目したいのはビタミンEです。**ビタミンEは活性酸素を抑え、細胞の老化を防いでくれる成分。このビタミンEを非常に多く含んでいるのです。**

　また食物繊維が多く、食べ応えがあるのも長所のひとつ。そんなにたくさん食べなくても十分に満足感を得られます。アメリカでは1日に23粒食べる「123運動」が推奨されていますが、これくらいを目安に食べるとちょうどいいでしょう。

　なお、塩分をとりすぎないよう、味付けされたものより素焼きのアーモンドがオススメです。

# 症状別 免疫力アップ食材リスト

前のページでも免疫力アップのオススメ食材を紹介しましたが、体の不調を感じたときに効く食材はまだまだあります。

## 風邪

- ヨーグルト
- じゃがいも
- にんじん
- ねぎ
- 玉ねぎ
- トマト
- レモン
- オレンジ
- ほうれん草
- キャベツ
- ブロッコリー
- カリフラワー
- 牛レバー
- 豚レバー
- 鶏レバー
- うなぎ
- ニラ
- ニンニク
- しょうが
- からし
- お酢

## 慢性疲労

- にんじん
- じゃがいも
- 玉ねぎ
- ヨーグルト
- バナナ
- レモン
- オレンジ
- アーモンド
- ほうれん草
- 小松菜

- キャベツ
- 牛肉
- 牛レバー
- 豚レバー
- 鶏レバー
- ニンニク
- あさり
- しじみ
- ひじき
- お酢

## 疲れ目・充血

- セロリ
- あさり
- なす
- キャベツ
- にんじん
- かぼちゃ

## 肌荒れ

- にんじん
- じゃがいも
- ねぎ
- 玉ねぎ
- キャベツ
- わかめ
- 納豆
- チーズ
- トマト
- キウイフルーツ
- オレンジ
- レモン
- りんご
- 豚レバー
- 小豆
- しょうが
- ごま
- かつお節
- オリーブオイル

## 口内炎

- 納豆
- チーズ
- キウイフルーツ
- バナナ
- いちご
- にんじん
- ほうれん草
- 春菊
- 小松菜
- ブロッコリー
- ニラ
- 牛レバー
- 豚レバー
- 鶏レバー

サバ
サンマ
うなぎ

## 冷え性

しょうが
わさび
唐辛子
タバスコ
コショウ
味噌
納豆
じゃがいも
にんじん
ねぎ
玉ねぎ
ほうれん草
小松菜

しそ
赤身肉
豚レバー
鶏レバー
カツオ
あさり
しじみ
ニンニク

## 肩コリ

大根
なす
キャベツ
サンマ
そら豆

## 腰痛

ニラ
オクラ
サバ

## 花粉症

玉ねぎ
レンコン
トマト
えのきたけ
しそ
ごま
ヨーグルト
緑茶

**胃痛・胃炎**

白菜
豆腐
アスパラガス

**整腸作用**

ヨーグルト
牛乳
バナナ
キウイフルーツ
りんご
オリゴ糖
じゃがいも
にんじん
納豆
チーズ

しょうが
梅干し
アーモンド
ニンニク
ひじき
小豆
寒天
こんにゃく

**食欲不振**

枝豆
かぼちゃ
とうもろこし

**不眠**

玉ねぎ

チンゲン菜
牡蠣

**不安・イライラ**

らっきょう
さつまいも
みかん

**白髪・抜け毛**

モロヘイヤ
ブロッコリー
黒ごま

第2章 免疫力を上げる食べ方

# チェックポイント

免疫力を高めるには
食べ方・飲み方にも
ひと工夫

P.28〜33

---

体にいい食材はこれ！
賢く選んで
美味しく食べる

P.34〜41

---

糖質・アルコール・刺激物
その効果と
体への影響を知る

P.42〜49

---

何を食べるか迷わない
おやつ・おつまみ・おかずは
これをチョイス

P.50〜55

---

免疫力アップにオススメの食材を
まとめて紹介！
毎日の食事に取り入れよう

P.56〜79

# 第3章

# 生活習慣や運動で免疫力を上げる

第3章
生活習慣や運動で免疫力を上げる

# 肩の上げ下げ運動が最強に効く

## 筋肉が固まると免疫力が低下する!?

長時間、机に向かって勉強や仕事を続けていたら、気づいたときには首や肩まわりの違和感、緊張がひどく、筋肉がカチカチにコリ固まっていた――こんな経験、誰でも一度や二度はあると思います。普段からデスクワーク中心の方がしつこい肩コリや冷え、偏頭痛に悩まされているというのもよく聞く話です。

**イスに座っている状態は、立っているときに比べて負担が少なく姿勢的には楽ですが、そのぶん体を動かさないため、肩や首の筋肉はコリ固まり、全身の血流も悪くなりがちです。**こうした状態が毎日のように続けば、肩コリや冷えといった体の不調が起こるのも当たり前。ひいては免疫力の低下を招く恐れもあります。

では、そうならないためにどうするか？　原因は座ったまま同じ姿勢でいることなので、定期的に体を動かして全身の筋肉をほぐしてやればいいのです。手軽にできる全身運動としてはラジオ体操がオススメですが、人目のあるオフィスや学校の場合は、**イスに座ったままでもできる「肩の上げ下げ運動」（左ページ参照）がピッタリ。肩や首を中心に上半身の筋肉を動かすことで、滞りがちな血流をよくして、肩コリ予防や体を温める効果があります。**テレビを見ながら、家事の合間にもできるので、定期的に体を動かすことを心がけましょう。

## 肩をほぐして免疫力をアップ！

①肩に両手を乗せる

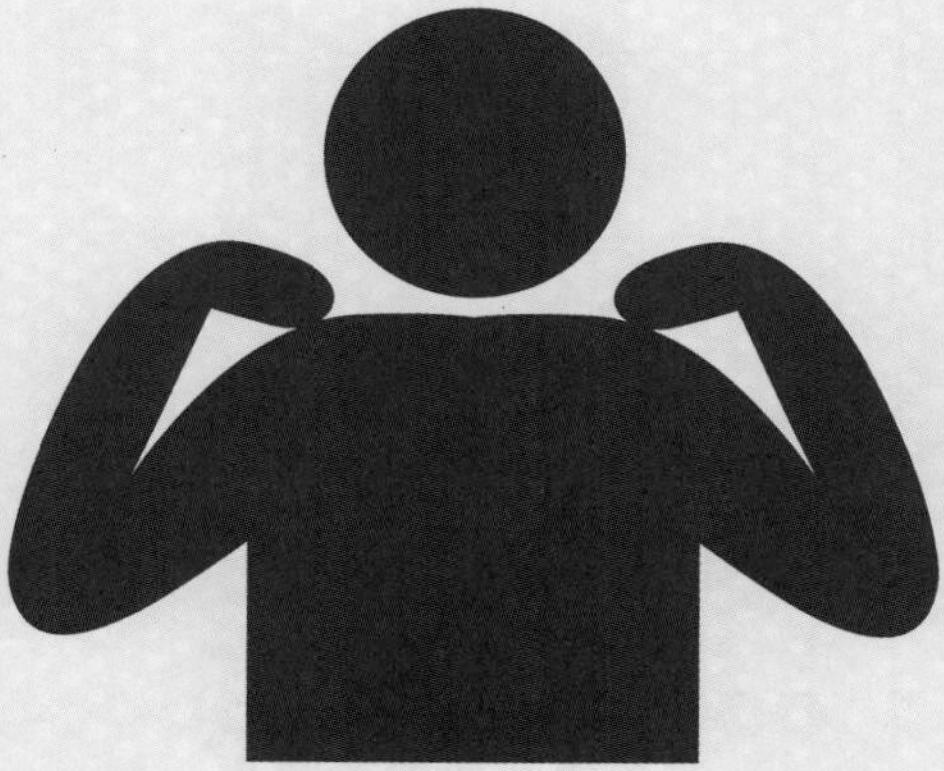

②両ひじを胸の前でくっつけてゆっくり上へ

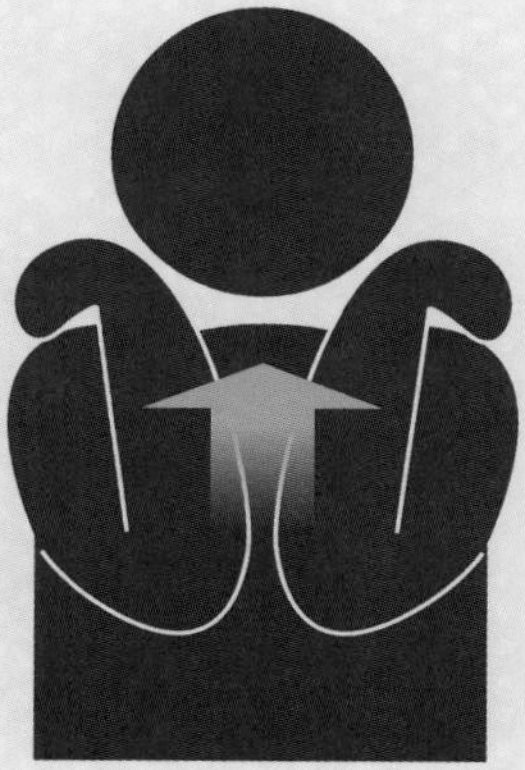

③ひじを顔の高さまで上げたら再びゆっくり下ろす

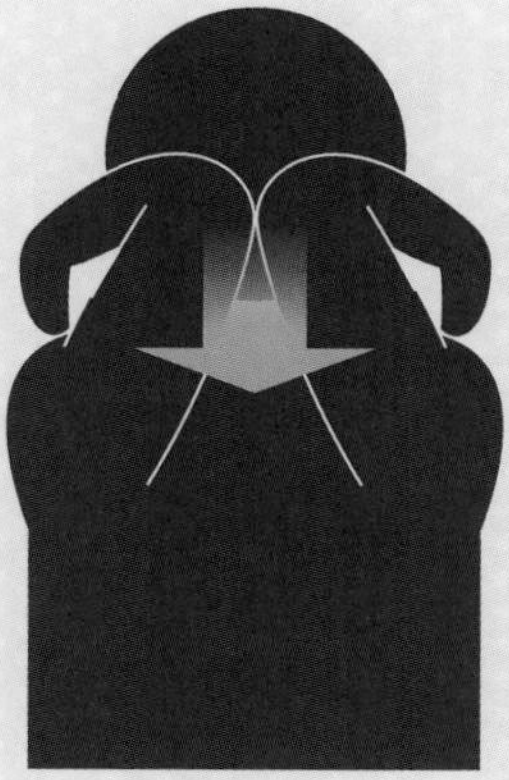

④①〜③を数回くり返す

**運動時の注意点**

- 両ひじは無理してくっつけなくてもOK
- 背筋を伸ばして肩全体が動くように意識する
- 動きはゆっくり、無理のない範囲で

第3章
生活習慣や運動で免疫力を上げる

# 掃除をするだけでも免疫力が上がる

## 毎日のお掃除を運動タイムに

「何か運動を始めたいけど、なかなか時間が作れなくて……」という方、結構多いと思います。スポーツやエクササイズで体を動かすことは、運動不足を解消できる他、ストレスの発散や気分転換にも効果的で、毎日忙しくしている人にこそオススメしたいもの。しかし、いざ始めるとなると時間や費用面など障害も多く、あきらめてしまう人も少なくないようです。

そうした人にこそ、ぜひ試してもらいたいのが**普段の家事をエクササイズに変えるひと工夫。なかでもまったくお金をかけず、今すぐ試せるものとして「掃除」があります。**

最近の掃除機は軽くて取り回しやすく、吸引力も強いので、掃除もだいぶ楽になりましたが、これをあえて「ほうき」と「ちりとり」に変えてやってみましょう。家を隅々まで丁寧に掃いて、集めたゴミや埃をかがんでとる、この動作のくり返しだけでもかなりの運動になります。床がフローリングや畳の場合は掃いたあとに雑巾がけやモップがけもすることで、運動量はさらにアップ。**とくに雑巾がけは全身を使った有酸素運動で、その運動強度はウォーキングよりはるかに高く、カヌーを漕ぐのと同程度といわれています。**1日1部屋を拭き掃除するだけでも十分なエクササイズになるので、毎日続けて筋力、免疫力をガンガン鍛えましょう。

## 掃除もやり方次第で立派な運動に！

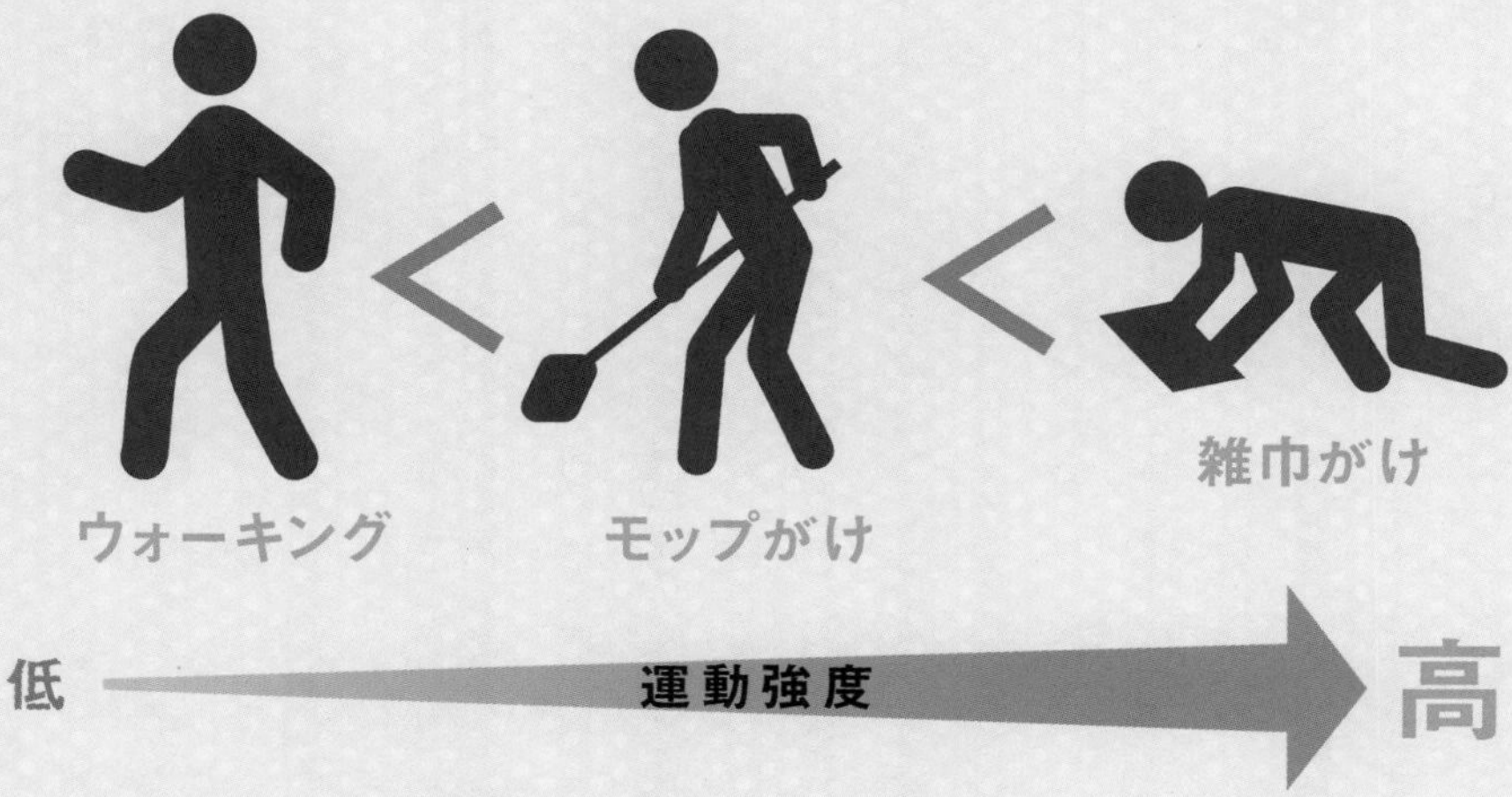
ウォーキング
モップがけ
雑巾がけ
低
運動強度
高

雑巾やモップを使った床掃除は、全身の筋肉を動かして行なうため、普段の掃除の中でも運動強度はかなり高い部類に入る。屋外での運動やウォーキングができないときには、いつもの掃除を雑巾がけに変えるだけで筋力アップ、免疫力アップに十分な効果が得られる。

### 雑巾がけの運動強度は、カヌーや軽い筋トレとほぼ同じ

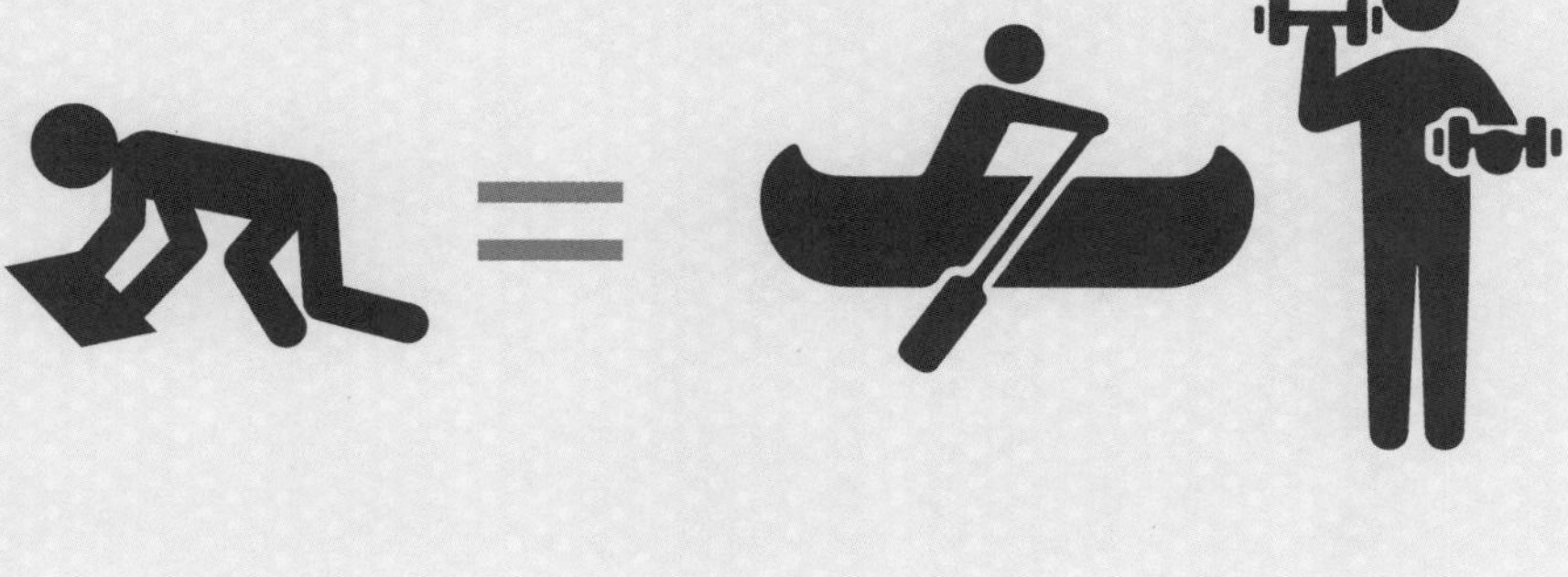

# 朝一番の「パワーポーズ」で すべてがウマくいく！

## ストレスに強くなる毎朝の習慣

朝から気分が沈みがちで何もやる気が起きない。面接や会議など大事な約束のことを思うと緊張で不安になる——皆さんはこんな経験ありませんか？　**強いストレスや不安にさらされ、自信をなくしてしまいそうなときには、逆境に打ち勝つ「パワーポーズ」で勇気を奮い立たせ、気分を切り替えてみましょう。**

この「パワーポーズ」とは、米国ハーバード・ビジネス・スクールの経営学准教授で社会心理学者のエイミー・カディ氏が提唱する、自らを鼓舞するしぐさのこと。パワーポーズをわずか2分間とることで、脳内ホルモンの一種テストステロンが増加するなどホルモンバランスの変化を促し、ネガティブな思考をポジティブに、不安を抑えて自信をみなぎらせることができるといわれています。

**パワーポーズには決まったポーズや身振りというものはなく、自分を奮い立たせるような力強いポーズならどんなものでもOK。例えば握りこぶしを天高く突き上げるガッツポーズやボクシングのようなファイティングポーズ、腰に手を当てて胸を張り、口を大きく開けて笑う、というのもいいでしょう。**これを毎朝2分間、習慣として続けることで気分をリフレッシュし、自信と勇気にあふれたストレスフリーな生活を送れるようになります。

## 「パワーポーズ」で自信と勇気をチャージ

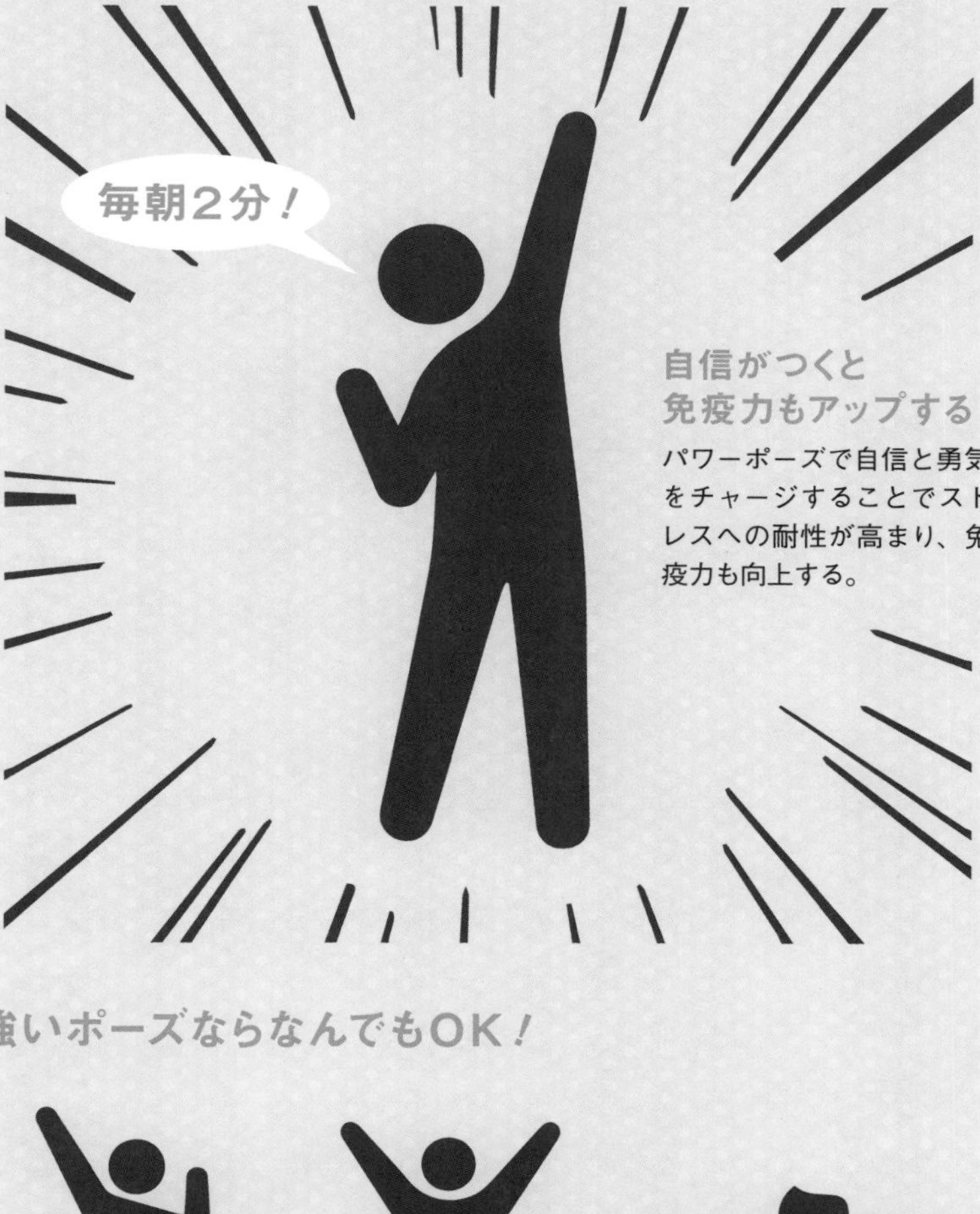


### 自信がつくと免疫力もアップする！

パワーポーズで自信と勇気をチャージすることでストレスへの耐性が高まり、免疫力も向上する。

### 力強いポーズならなんでもOK！

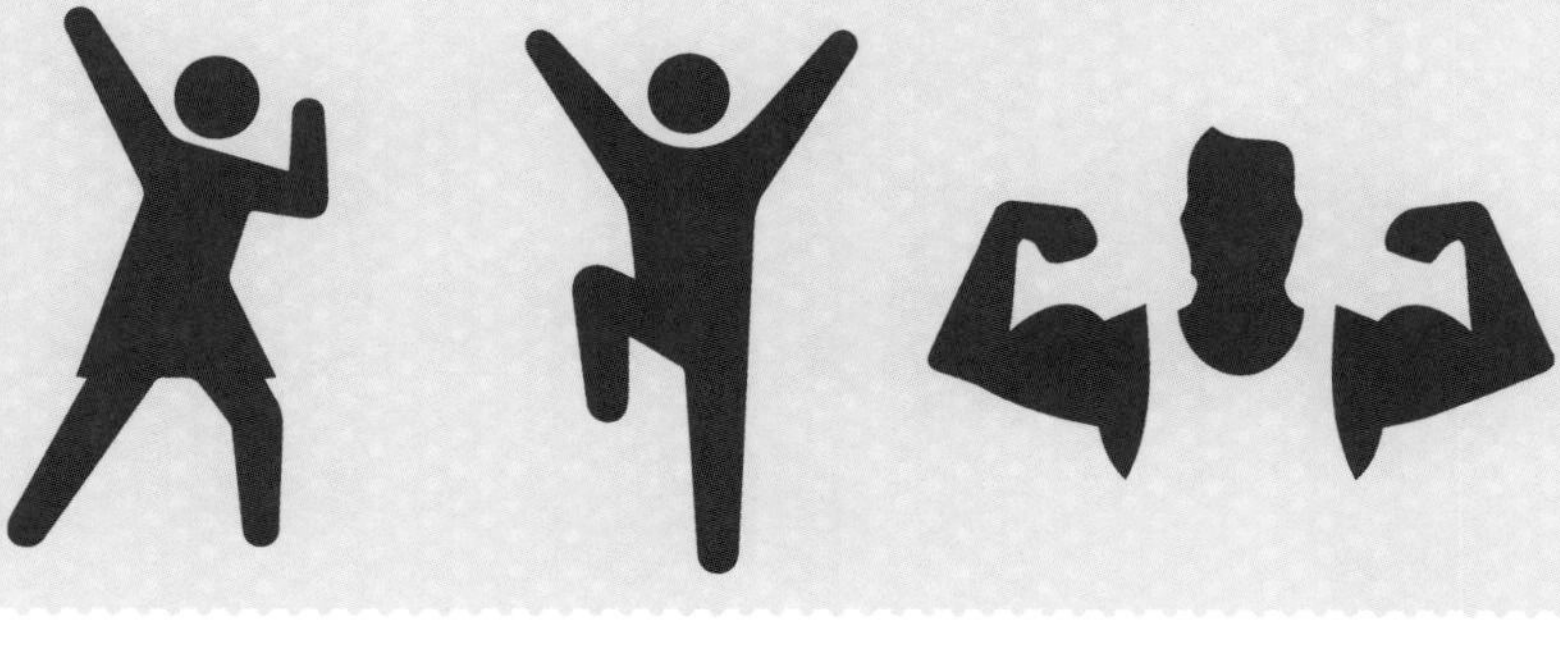

第3章 生活習慣や運動で免疫力を上げる

# 座りっぱなしは×ときには立って気分転換を

## 日本人は世界一座る時間が長い!?

デスクワーク中心の仕事をしている方の多くは、勤務時間中のほとんどを座りっぱなしで過ごしていると思います。なかには昼休みとトイレ以外は席を立つことがない、なんてツワモノも……。しかし、82ページでもふれたとおり、長時間イスに座りっぱなしの状態は筋肉の緊張を高める他、全身の血流が悪化する原因にもなるため、体にとってはよいことではありません。

**豪シドニー大学などによる世界20カ国の平均座位時間の調査では、日本人は約7時間ともっとも長く、起きて活動している時間の半分近くを座って過ごしていることがわかっています。**

また、別の調査では1日に6時間以上座って過ごす人は、3時間未満の人に比べて約20％も死亡リスクが高いという報告もあり、日本人の健康被害が危惧《きぐ》されています。

長時間の座りっぱなしでもっとも怖いのが血流の悪化です。下半身には「第二の心臓」とも呼ばれるふくらはぎがある他、大きな筋肉がいくつもあるため、**座ったままの状態が続くと下半身の血流が停滞し、それが全身に広がることで筋肉の代謝も低下。ひいては心筋梗塞や脳血管疾患、糖尿病などを引き起こす危険性が指摘されています。**仕事に集中していると忘れてしまいがちですが、健康のため1時間に一度は席を立ち、体を動かす習慣をつけましょう。

## 座りっぱなしは死亡リスクを高める

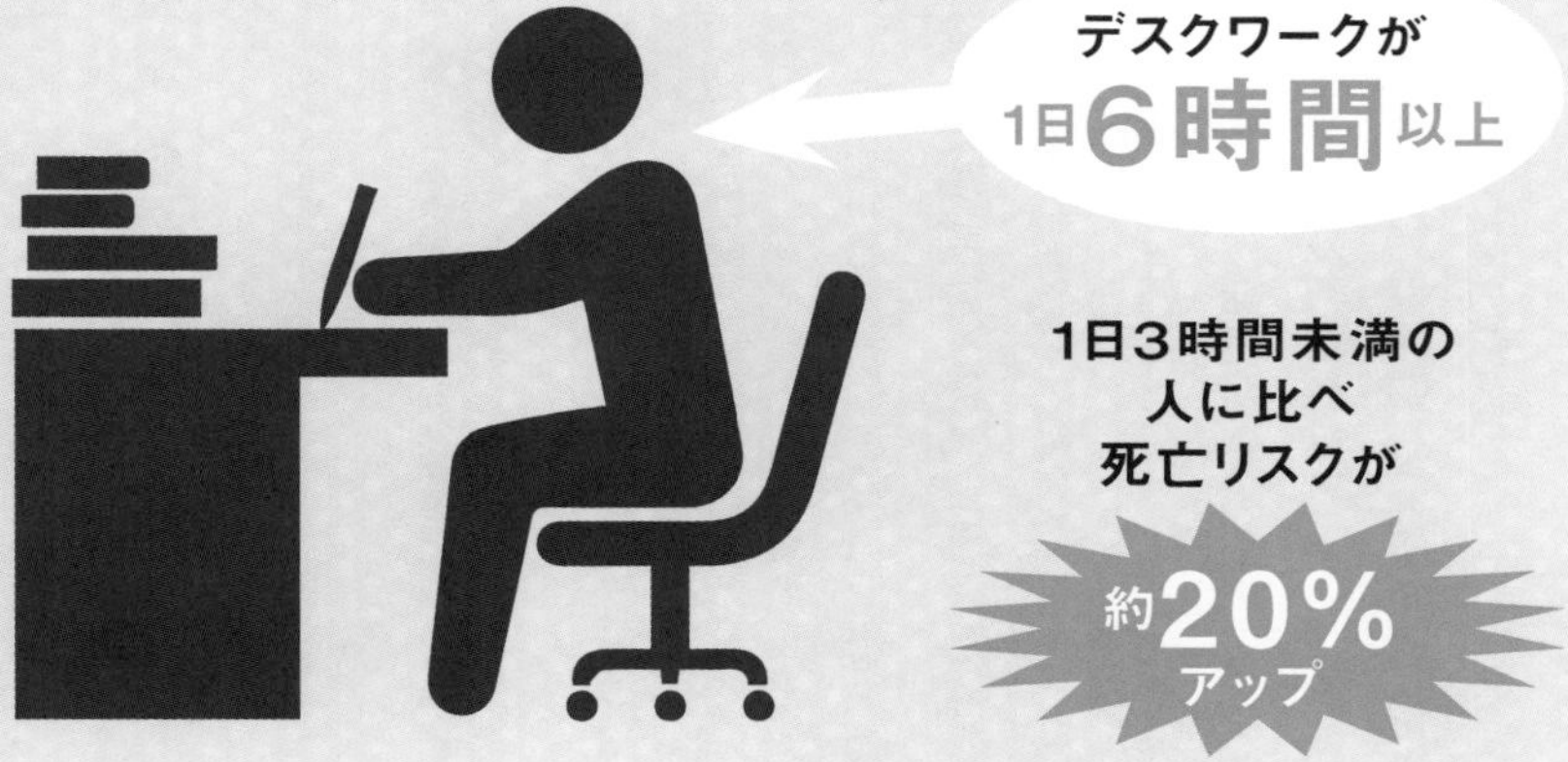
デスクワークが
1日6時間以上
1日3時間未満の
人に比べ
死亡リスクが
約20%
アップ

1日のうち、座っている時間が長いほど死亡リスクは高く、三大疾病（がん、心疾患、脳血管疾患）の発症リスクも高くなるといわれている。

## 30分～1時間に一度は立って
## ストレッチや屈伸運動を

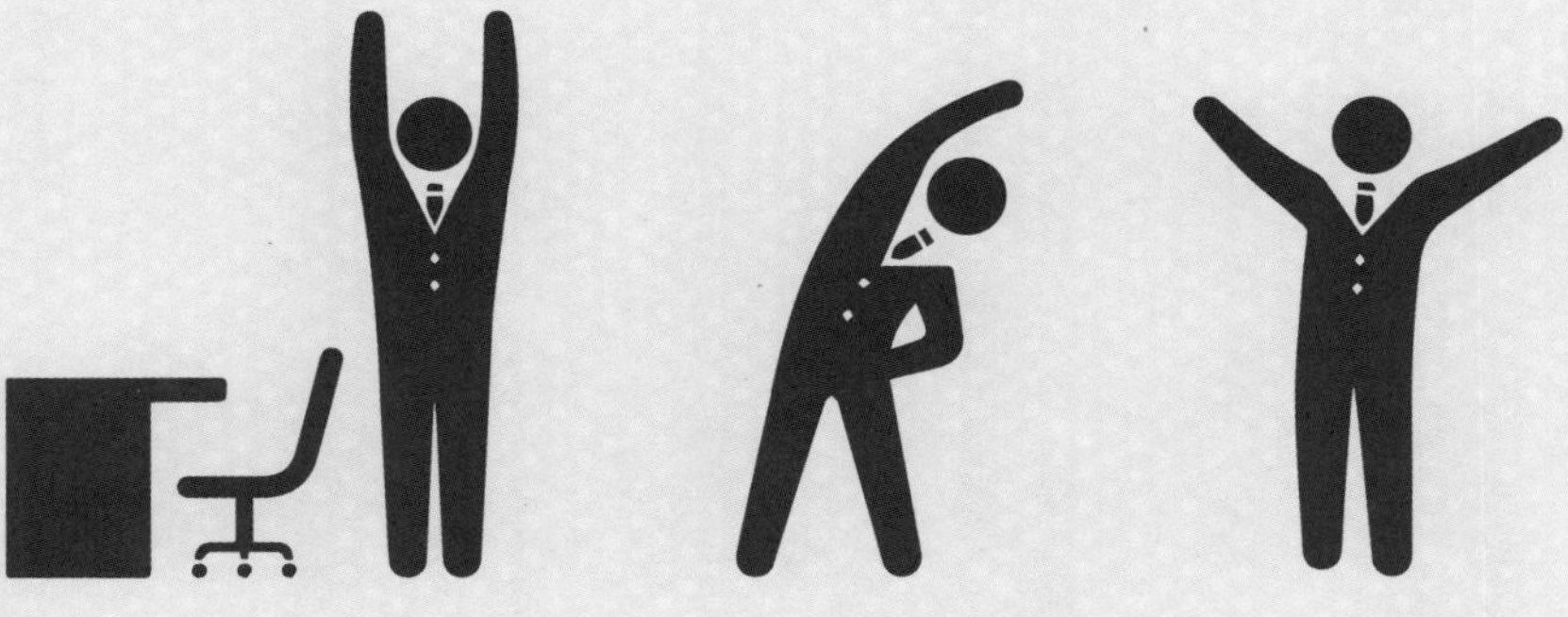
伸び
ストレッチ
深呼吸

# 姿勢をよくするだけでも免疫力に効果あり

## 正しい姿勢で免疫力アップ

ご高齢でも背筋がピンとして姿勢のよい人は、それだけで若々しく、活力に満ち溢れているように見えますよね。じつはこれ、見た目の印象だけではないんです。**きれいに背筋の伸びた正しい姿勢は免疫力を高め、若々しさを保つ効果があることがわかってきたのです。**

反対に、猫背ぎみで姿勢の悪い人が年齢以上に老けて見えたり、疲れて見えたりするのもこのせい。悪い姿勢が常態化することで全身の血流が悪化し、その結果体温が下がって免疫力も低下させてしまうのです。

また、背中が丸まって頭が前に突き出た体勢はバランスが悪く、首や背中にかかる負担も大きいため、おもに首周辺のリンパの流れを停滞させる原因にもなります。これにより体は疲労物質が溜まりやすい状態となり、実際に疲れを感じやすく、また疲れがとれにくくなることもわかっています。

**悪い姿勢は一度クセがついてしまうと、改善するのは容易ではありません。普段から猫背になっていないか、頭が肩より前に出ていないか、自分の姿勢をつねに意識することが大切です。**

とくに仕事や勉強で座っているときは、気づかないうちに猫背になってしまいがち。こまめなセルフチェックを心がけ、美しく免疫力も高めてくれる理想の姿勢を目指しましょう！

## 姿勢が悪いと「見た目」で損をする

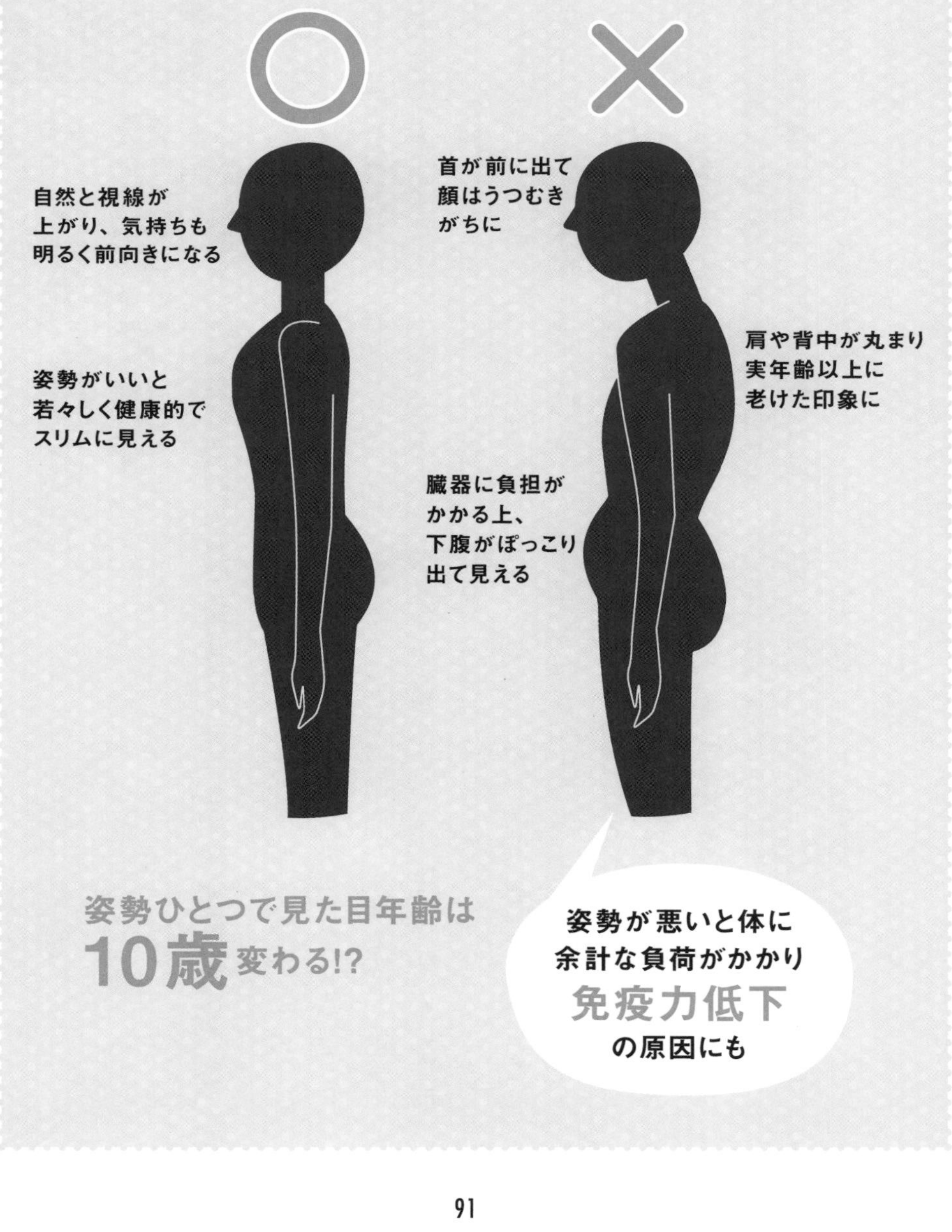
○
×
自然と視線が
上がり、気持ちも
明るく前向きになる
姿勢がいいと
若々しく健康的で
スリムに見える
首が前に出て
顔はうつむき
がちに
肩や背中が丸まり
実年齢以上に
老けた印象に
臓器に負担が
かかる上、
下腹がぽっこり
出て見える
姿勢ひとつで見た目年齢は
10歳変わる!?
姿勢が悪いと体に
余計な負荷がかかり
免疫力低下
の原因にも

# せかせか歩きで免疫力アップ

## ウォーキングを勧める4つの理由

スリムで健康な体を維持し、若々しさを保つために毎日の適度な運動は欠かせないものです。しかし、定期的にトレーニングジムに通ったり、新しくスポーツを始めたりするのはお金も時間もかかるため、なかなか簡単にはできませんよね。元々あまり運動が得意じゃない、他人といっしょに運動するのは恥ずかしいという人ならなおさらです。**そんな人にぜひオススメしたい運動がウォーキング。周囲の目を気にせず、いつでも気軽に始められるウォーキングは、もっとも身近で効率的な有酸素運動のひとつとして人気を集めています。**

ウォーキングといっても「ただ歩く」のではなく、普段より少し早めの「せかせか歩き」を意識することが大事。同時に腕も大きく前後に振りながら歩くことで、全身を使った効率的な有酸素運動ができます。歩くペースは少し息が弾むくらいがベスト。目安として男性は1日9000〜1万歩、女性なら8000〜9000歩を目標にするといいでしょう。

**毎日ウォーキングを続けることで、おもに下半身の筋力アップや引き締め、血流量の増加による心肺機能の強化、脳機能の活性化といった効果が期待できます。**また、ウォーキングと並行して高カロリーな食事や間食を控えることで、効率的なダイエットも可能です。

## せかせか歩きでどんどん健康に！

### ① 適度な刺激で筋力アップ

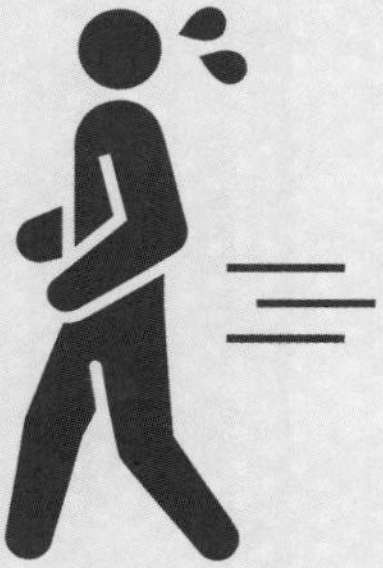

早歩きすることで、おもに下半身の筋肉に適度な刺激を与え、筋力アップや猫背改善の効果が期待できる。

### ② 全身の血流をよくして心肺機能を強化

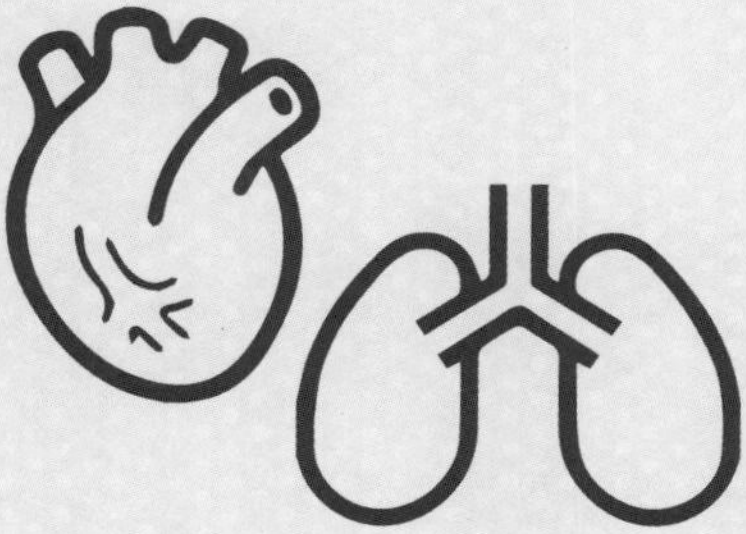

歩いて心拍数が上昇すると、全身の血流がよくなり、心肺機能も強化される。血管の老化を防ぐ効果も。

### ③ 健康的にダイエット

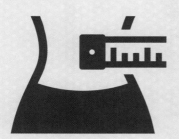

普通に歩くスピードより意識して速く歩くことで消費カロリーが増え、効率的にダイエットができる。

### ④ 認知症のリスクを低減

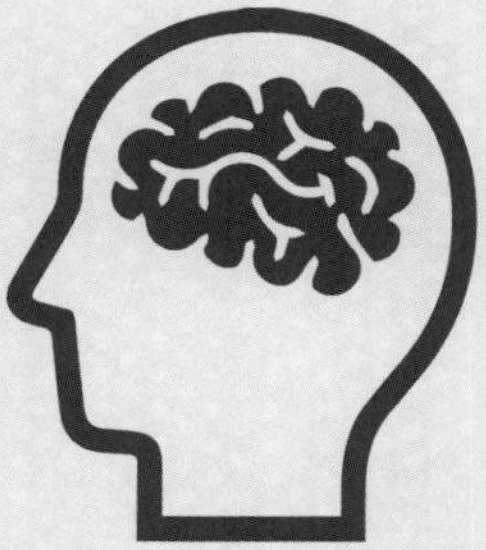

心拍数の上昇とともに脳の血行もよくなり、脳機能の活性化を促進。認知症の発症リスクも低減する。

# 夕食後の軽い運動のパワー

## 食後30分～1時間に軽い運動を

前のページでは、手軽な運動のひとつとしてウォーキングとその効果をご紹介しましたが、ただただ毎日歩けばいいというわけではないんです。1日の生活の中でも体を動かすのにベストな時間帯、**「ゴールデンタイム」というものがあり、それに合わせて運動をすることで、普通にやる以上のプラスアルファの効果を得ることができるのです。**

この「ゴールデンタイム」といわれるのが、夕食後30分～1時間の約30分間。大事なのは「夕食後」というところで、このタイミングに軽く運動をすることで、食事で摂取した糖質をエネルギーとして消費し、急激な血糖値の上昇を抑えることができます。また、就寝前に軽く体を動かすことはストレス発散にもなり、運動後の適度な疲労感と体温上昇で睡眠の質を高める効果もあるといわれています。

成人男性の場合、通勤など生活での移動も含め、1日の平均歩数は約7000歩といわれていますので、理想の歩数には2～3000歩ほど不足しています。この**足りないぶんを夕食後の軽いウォーキングなどで補うようにすれば、1日に必要な運動量を確保でき、同時にストレスによる免疫力の低下も防ぐことができて、**まさに一石二鳥というわけです。夕食後の30分、ぜひ有効活用してみてください。

## 食後の有酸素運動で健康増進

### ①睡眠の質が向上

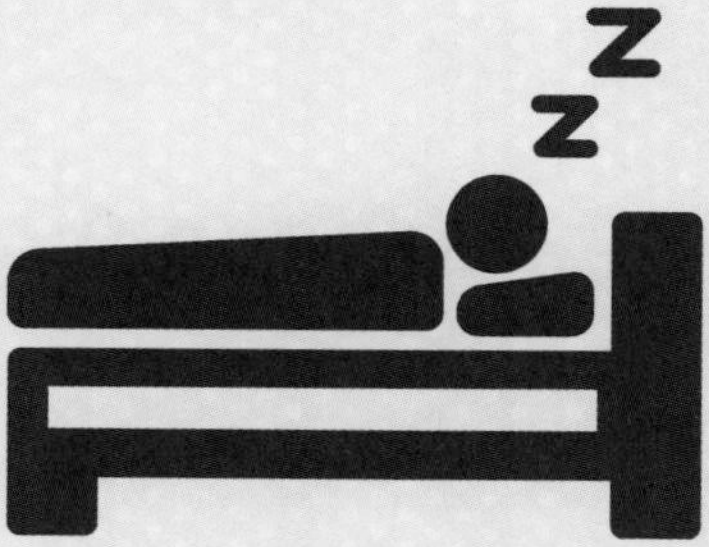

体温が上がると免疫力もアップ

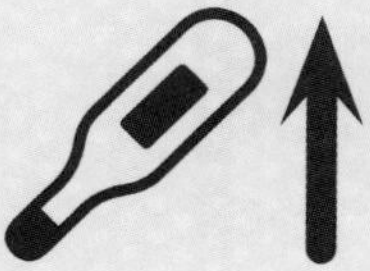

### ②血糖値の上昇を抑える

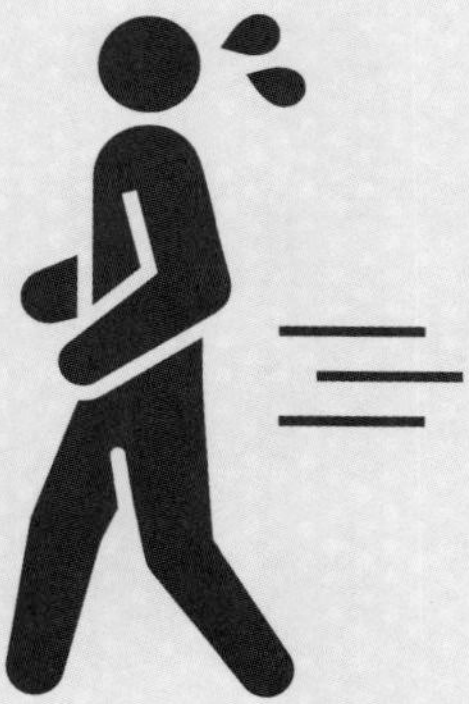

糖質をエネルギーに変換

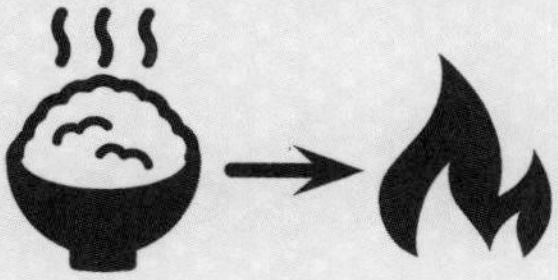

### ③自律神経の乱れを整える

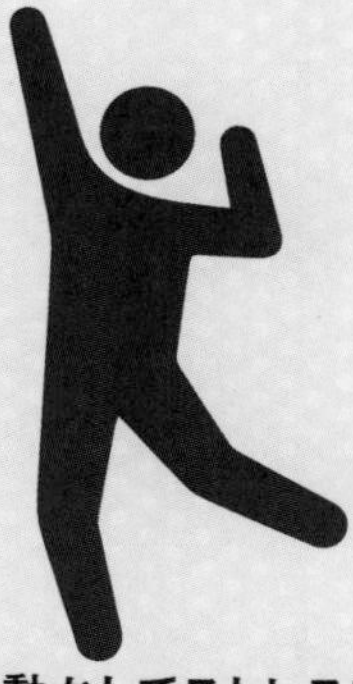

体を動かしてストレスを発散
自律神経を整える

**足踏み運動でもOK**

運動をする時間がとれないときは、家事をしながらでもできる足踏み運動がオススメ。食後に20分ほど足踏みをするだけでウォーキングと同等のカロリーを消費できる。

# 「ふくらはぎ」を鍛えよう

## 「ふくらはぎ」は第二の心臓

毎日の家事もやり方を工夫すれば立派なエクササイズに、という話は84ページでご紹介しましたが、日中お勤めに出ている人の場合、仕事中の動作をエクササイズに置き換えるのはなかなか難しいものです。仮にできたとしても、同僚たちの視線が気になって実践するにはためらいが……というのが本音でしょう。

そんな人にオススメなのが、**周囲の目を気にせず、自然な動作で「ふくらはぎ」を鍛えるエクササイズです。やり方はとても簡単で、日常の「歩く」「立つ」といった動作を「つま先立ち」や「片足立ち」に変えるだけ**。これなら目立たずに「ふくらはぎ」を鍛えることができます。

全身の筋肉の中でも、ふくらはぎは「第二の心臓」とも呼ばれるとても大切な部位で、その筋肉の収縮によって下半身に溜まった血液を心臓へと送り返す、ポンプのような役割を担っています。つまり、**ふくらはぎを鍛えることは滞りがちな下半身の血流を正常に戻し、全身の血液循環をよくして免疫力を高める効果がある、というわけです**。

階段を登るときや電車などで吊り革につかまっているときには少しかかとを浮かせてつま先立ちに。椅子から立ち上がるとき、靴下を履くときには片足立ちに挑戦して、ふくらはぎの筋力アップを目指しましょう。

## ふくらはぎが「第二の心臓」と呼ばれる理由

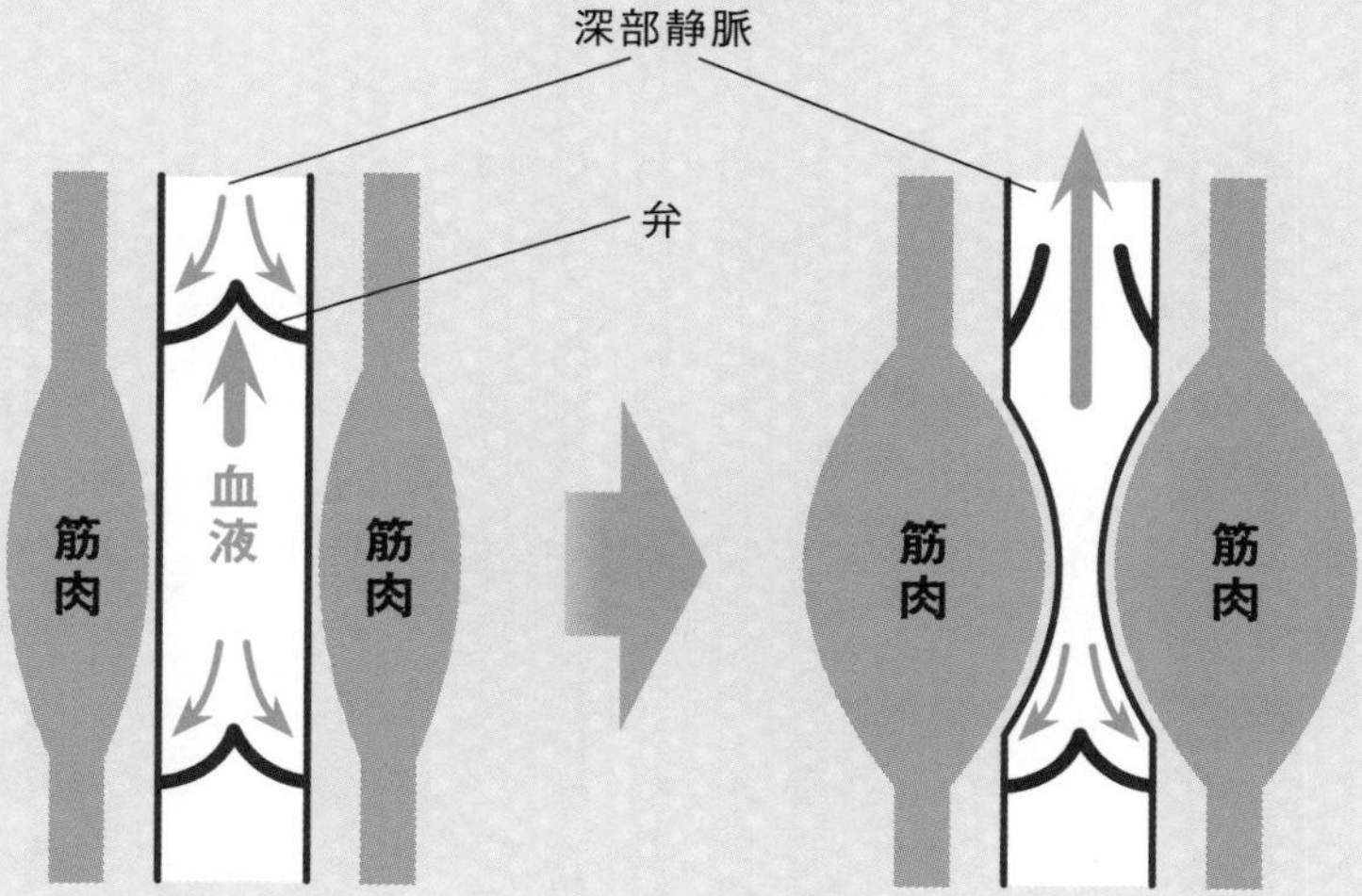


### ふくらはぎの筋肉が緩んだ状態

筋肉が弛緩すると、心臓へと向かう血液の流れが弱まり滞りがちに。血管内の弁が逆流を防いでいる。

### ふくらはぎの筋肉が縮んだ状態

筋肉が収縮して大きく膨らむと、血管が圧迫され、血液が一気に心臓へと押し出される。

## 毎日の動作でふくらはぎを鍛えよう

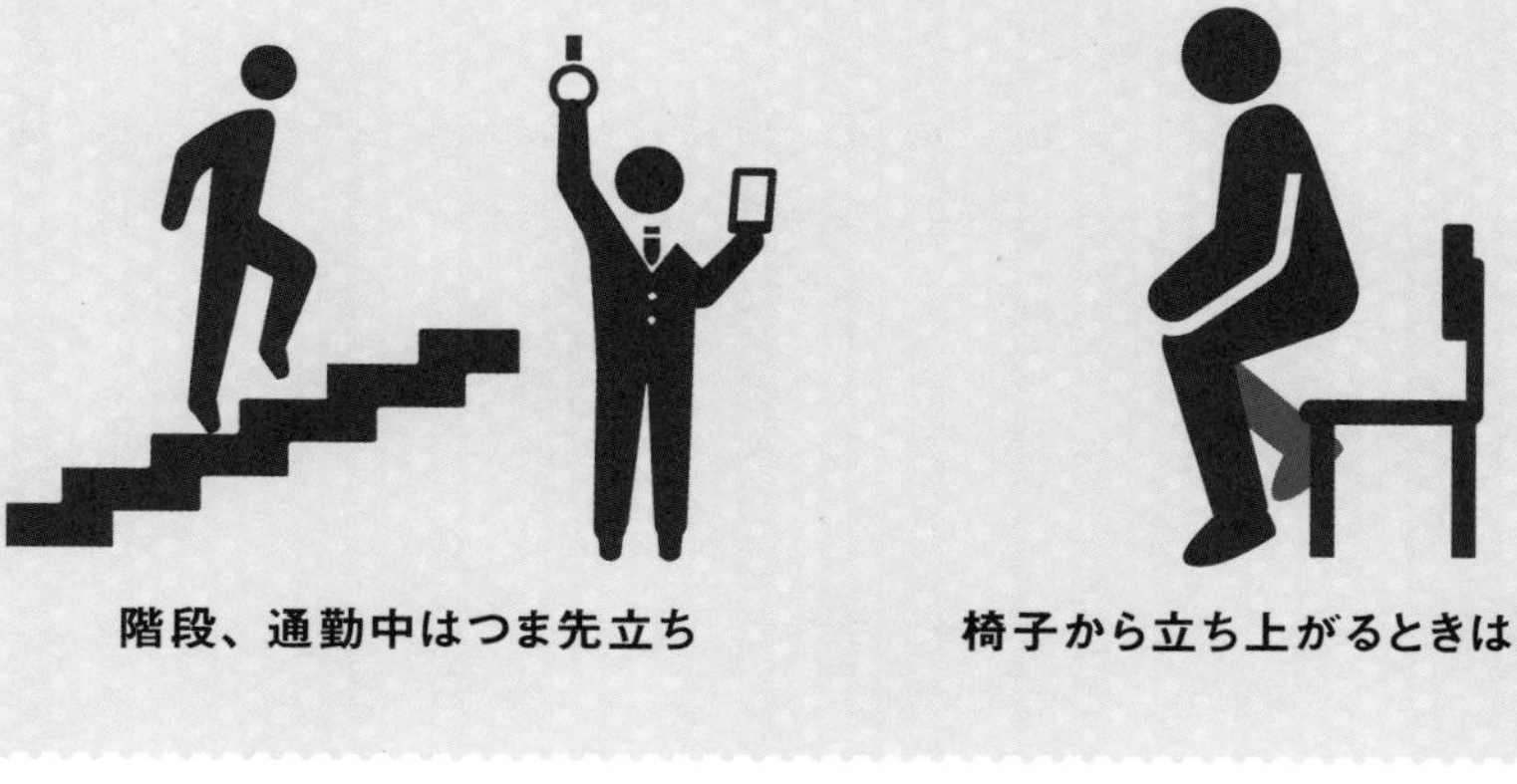

階段、通勤中はつま先立ち

椅子から立ち上がるときは片足立ち

第3章
生活習慣や
運動で
免疫力を上げる

# 暑い日でも「湯船につかる」のは絶対にやめない

## 心身のリフレッシュにはお風呂が一番

昔から日本人は「世界一お風呂好きな民族」といわれています。各国の入浴頻度に関する調査では、「毎日浴槽につかる」という人の割合は日本人は約5割。真夏でも約3割の人が毎日入浴しているのに対し、欧米ではたったの1割程度。ほとんどの人が湯船には入らず、シャワーなどで簡単に済ませているそうです。そうした人たちから見たら、たしかに日本人は「世界一のお風呂好き」に見えるかもしれません。

入浴の効果は皆さんもよくご存じのとおり、疲労回復や血行改善、さらに体を芯から温め、たっぷり汗を流すことでデトックス効果や免疫力のアップも期待できます。しかし、こうした数々のメリットも入浴のしかたが間違っていたらその効果は半減。入浴効果を最大限に活かすためには、**40℃のお湯に10分程度の全身浴を心がけましょう。こうして全身をしっかり温めることで、緊張してコリ固まった筋肉がほぐれ、適度な水圧と毛細血管の拡張効果で滞りがちな血流も改善してくれます。**

とくに夏場は屋外と室内の極端な温度差で疲れが溜まりやすく、夏バテや不眠症で体調を崩してしまいがちです。こんな季節こそ、毎日のバスタイムで心も体もしっかりリフレッシュして、健康維持に努めましょう。

## 毎日の入浴で健康増進&免疫力もアップ

体温が約1℃上がり免疫力もアップ!

### 入浴にはこんな効果も

#### 静水圧効果

全身にかかる適度な水圧により血管が圧迫され、血液やリンパ液の流れが一時的によくなる。

#### 浮力効果

浮力で体が軽くなるため、筋肉への負荷が軽減。体の重さやだるさを感じることなく、心身ともにリラックスできる。

#### 温熱効果

血管が拡張して血流の量が増え、体が芯から温まることで、疲労回復効果が得られる。なお、40℃前後の温浴ではおもに交感神経が働いて心身を活性化。体温と同じか少し高い程度の微温浴では副交感神経の働きにより、精神的な安らぎが得られる。

第3章
生活習慣や運動で免疫力を上げる

# 炭酸ガス入り入浴剤を使って血行促進

少し高級な炭酸ガス入りの入浴剤はさらに温浴効果が高くなっています。血中に取り込まれた炭酸ガスが血管を広げ、血流量を増加。お風呂で温められた血液が全身をめぐることで、体の隅々までしっかり温めてくれるので、ちょっと疲れが溜まっているな、と感じたときには「炭酸ガス入り」や「温泉成分配合」の入浴剤を試してみるのもオススメです。

入浴剤を切らしてしまった、色や香りが苦手という方は、**2〜3分お湯につかったら手足に冷たいシャワーを数秒かける、この動作を4〜5回くり返してみてください。入浴剤と同様、全身の血流がよくなり、体を隅々まで温めることができます。**

## 入浴効果を高めるためのひと工夫

前ページでは、より効果的な入浴のしかたについてご紹介しましたが、いつものお風呂にもうひと工夫を加えることで、さらに入浴効果を高めて、免疫力をアップすることができます。

なかでも、もっともお手軽で効果も高いのが、日本のお風呂の定番アイテム「入浴剤」の活用です。**入浴剤を入れたお風呂は、普通のお湯に比べて温浴効果が高く、お風呂から出たあともしばらくは体がポカポカして、湯冷めもしにくくなります。**また、お湯の色や香りが変わることで、気分が落ち着き、バスタイムを楽しくしてくれるのも入浴剤の魅力です。

## 炭酸ガスが入浴効果を高める

入浴剤

炭酸ガス入り入浴剤を使うと、全身の血流がよくなり体温が上昇。免疫力もアップする。唐辛子などの「生薬《しょうやく》」入りはより温浴効果も高くオススメ。

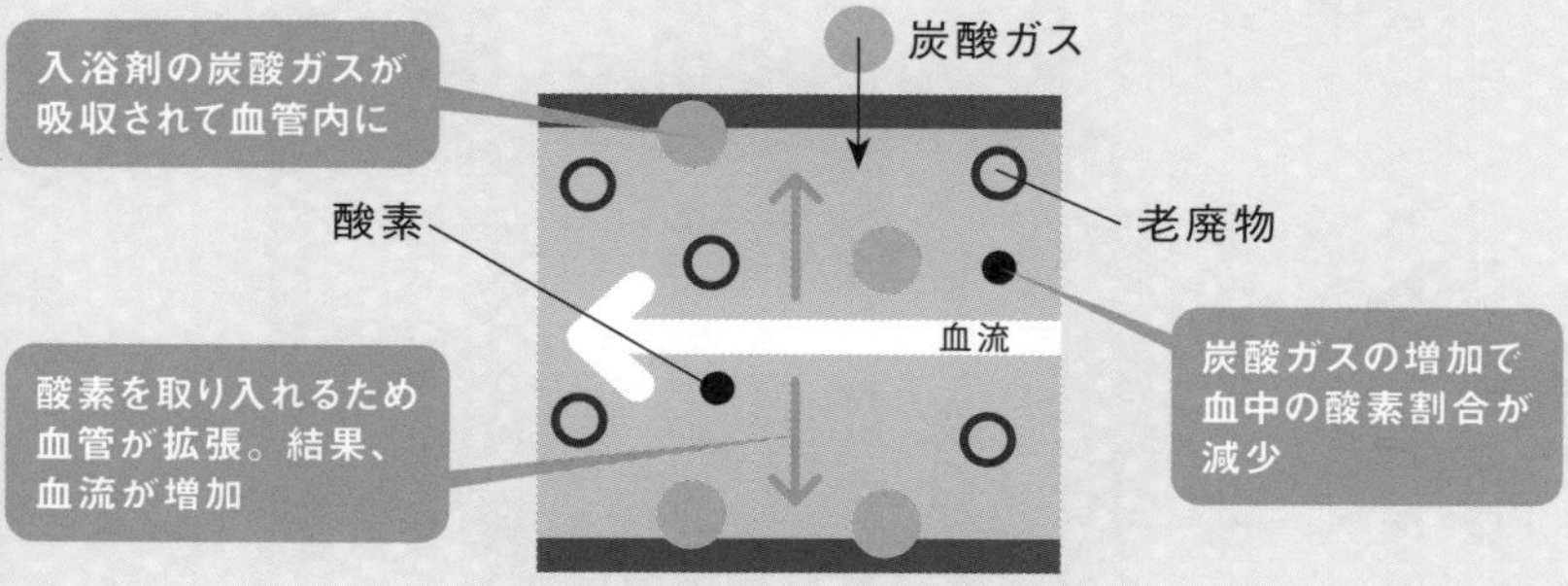
入浴剤の炭酸ガスが吸収されて血管内に
炭酸ガス
酸素
老廃物
血流
酸素を取り入れるため血管が拡張。結果、血流が増加
炭酸ガスの増加で血中の酸素割合が減少

### 炭酸ガス入り入浴剤がないときは?

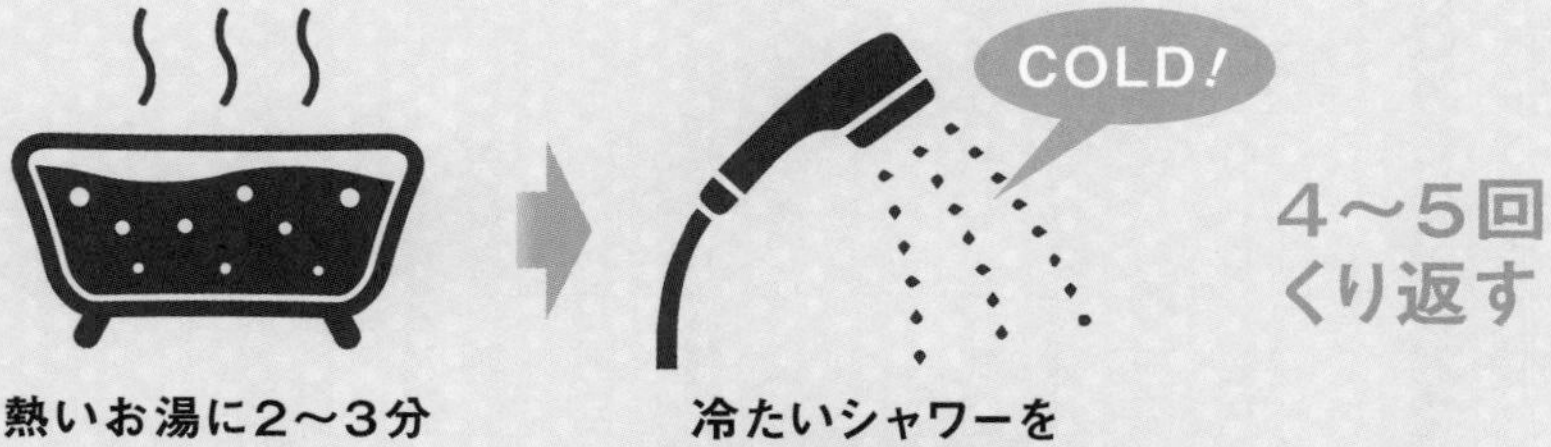
COLD!
4～5回
くり返す

熱いお湯に2～3分

冷たいシャワーを
手足に数秒

# 熱い風呂に長時間入ると逆効果

## 熱いお風呂はかえって疲れるだけ!?

男性や年配の方に多い「熱いお風呂好き」。風呂は熱ければ熱いほど体にいい、熱い風呂に入ると風邪をひかない、といった意見もよく耳にしますが、これは本当でしょうか?

**医学的には42℃以上の高温浴を5分以上続けることは、かえって体によくないとされています。熱いお湯に我慢してつかっていると交感神経が優位になり、心身が緊張、興奮した「戦闘モード」のスイッチが入ってしまうためです。**熱いお風呂に入った瞬間、全身にグッと力が入るように筋肉は緊張し、血圧も急上昇。脈も速まって、全身から一気に汗が吹き出します。これは血管が緊張して血流が悪化し、さらに汗で体内の水分が放出され、血液の濃度が高くなっているということ。リラックスするためのお風呂で逆に疲れを溜め込んでいるようなものです。当然、温浴効果も低く、こんな入浴法が体によいわけがありません。

お風呂の温浴効果を高める方法はすでにご紹介しましたが、他にも体を温め、冷えや疲れを解消する入浴法はいろいろあります。ゆっくり**お湯につかる時間がないときは熱めのシャワーを短時間浴びたり、イスに座ったままできる足湯もいいでしょう。**休日にはぬるめのお湯でのんびり半身浴を楽しみ、1週間の疲れを癒やすのもオススメです。

## 効果の高い入浴方法4選

### ①熱めのシャワーを3分

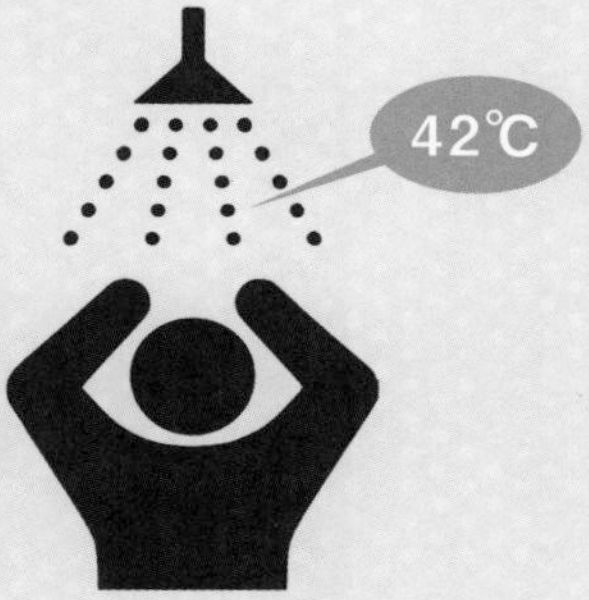


42℃前後のシャワーを約3分浴びることで免疫力の働きを強化し、乳酸の発生を遅らせることができる。

### ②40℃前後のお風呂に10分ほどつかる

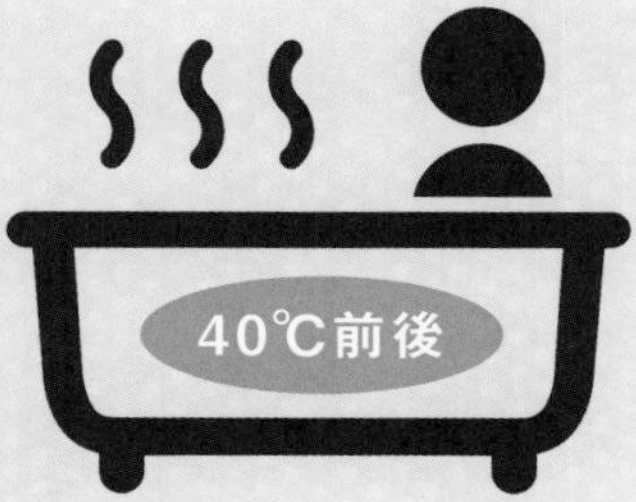


40℃前後のお湯に10分ほどつかるのが理想。全身の血管を拡張し、手足の先までしっかり温まることができる。

### ③ぬるめのお湯で半身浴

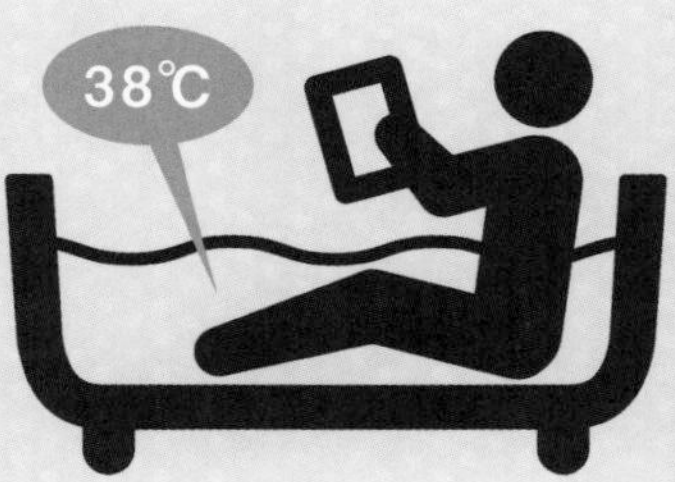


36～38℃のぬるめのお湯に半身浴でじっくりつかるのもいい。副交感神経が働き、心身ともにリラックスできる。

### ④足湯で全身の血行促進

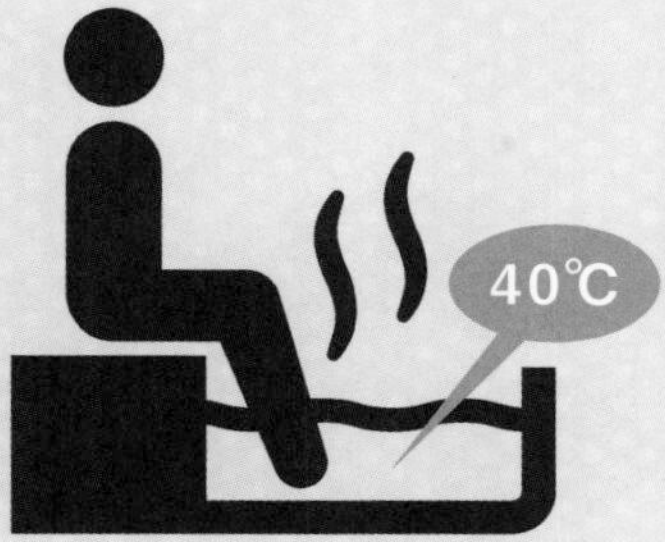


40℃前後の足湯にじっくりつかることで全身を温めることができる。お風呂に入れないときにオススメ。

# 免疫力を上げる成長ホルモンをたくさん出す睡眠法

## 良質な眠りが免疫力を高める

「早寝早起き病知らず」ということわざがあるように、毎日規則正しい生活でしっかり睡眠をとることは、健康を維持するうえで欠かすことはできません。なかには「4～5時間も眠れば十分だ」という方もいるかもしれませんが、1日の疲れを癒やして、翌日に持ち越さないためには、毎日7時間くらいの睡眠をとるように心がけましょう。

**十分な睡眠が大切なもうひとつの理由は、睡眠中にさまざまなホルモンが分泌されるからです。なかでも「成長ホルモン」は、成長期における骨格や筋肉の発達を促すだけでなく、免疫機能を強化したり、傷ついた細胞の修復をしたり、と寝ている間に心身をメンテナンスする重要な役割も担っています。**

成長ホルモンが活発に分泌されるのは、睡眠中でもとくに眠りの深い「ノンレム睡眠」と呼ばれるタイミング。睡眠中はこの「ノンレム睡眠」と眠りの浅い「レム睡眠」を一定周期でくり返しているので、睡眠時間をしっかり確保することはもちろん、眠りの質をよくすることも免疫力アップには必要なのです。寝る前のスマホやゲーム、強すぎる照明などは眠りの質を下げる原因になるので、就寝前の1時間はこれらをできるだけ控え、リラックスした気分で布団に入るようにしましょう。

## 成長ホルモンには質の高い睡眠が必須

**眠っている間に**
**成長ホルモンを分泌**

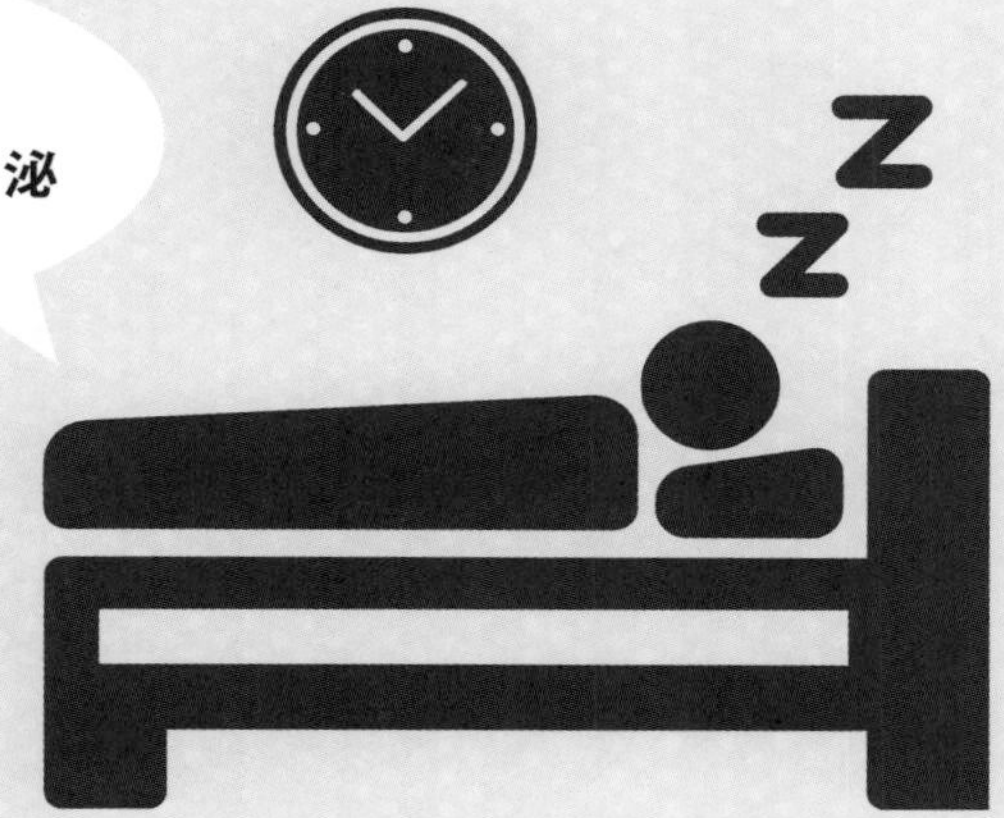

- 骨や筋肉の成長を促進
- 傷んだ細胞の修復
- 免疫機能を強化

### 眠りに関わる3つのホルモン

| | |
|---|---|
| 成長ホルモン | 成長期に骨や筋肉の成長を促すホルモン。大人になってからも傷んだ組織の修復や免疫機能の強化、疲労回復などをサポートする |
| メラトニン | 成長ホルモンの分泌を促す。優れた抗酸化作用により細胞の老化を防ぐ効果もある |
| コルチゾール | 副腎皮質から分泌されるホルモン。抗ストレス作用があり、代謝活動を促して免疫機能を活性化させる |

### 睡眠は「時間」より「質」が大事

しっかり睡眠時間を確保することも大切だが、成長ホルモンの分泌を促すためには「睡眠の質」、つまり眠りの深さも重要である。就寝前のスマホやゲーム、強い照明などはなるべく控え、しっかり体の休まる布団やベッドで眠ることを心がけたい。

第3章
生活習慣や運動で免疫力を上げる

# 睡眠時間が短いと長生きは難しい!?

## 免疫機能強化には睡眠が不可欠

近年、日本人の平均睡眠時間はどんどん短くなっていて、1日の睡眠時間が6時間に満たない成人はなんと4割以上。これは世界でもワースト1の数字です。考えられる要因は多々ありますが、なかでもインターネットの普及による娯楽の多様化、労働環境や男女の社会的役割の変化などが影響しているといわれています。社会を支える成人の約半分が慢性的な寝不足という決して笑えない状態、これで日本の将来は大丈夫なのでしょうか?

人間の脳は睡眠中、半覚醒状態にある「レム睡眠」と完全に休眠している「ノンレム睡眠」を一定周期でくり返しています。前ページでも紹介したとおり、**体をメンテナンスする「成長ホルモン」や抗酸化作用で老化を防ぐ「メラトニン」は、「ノンレム睡眠」中にとくに活発に分泌されるため、睡眠時間が短いとこれらの分泌量も少なくなってしまうのです。**つまり、慢性的な睡眠不足は体の酸化(=老化)が進みやすく、免疫力も低下した状態。こんな無防備な状態をいつまでも続けていれば、寿命を縮めることにもなりかねません。

一般に睡眠は1時間半~2時間で1サイクルといわれていますので、どんなに短くても4時間半は絶対、できれば毎日7時間以上の睡眠をとるようにしましょう。

## 睡眠にはサイクルがある

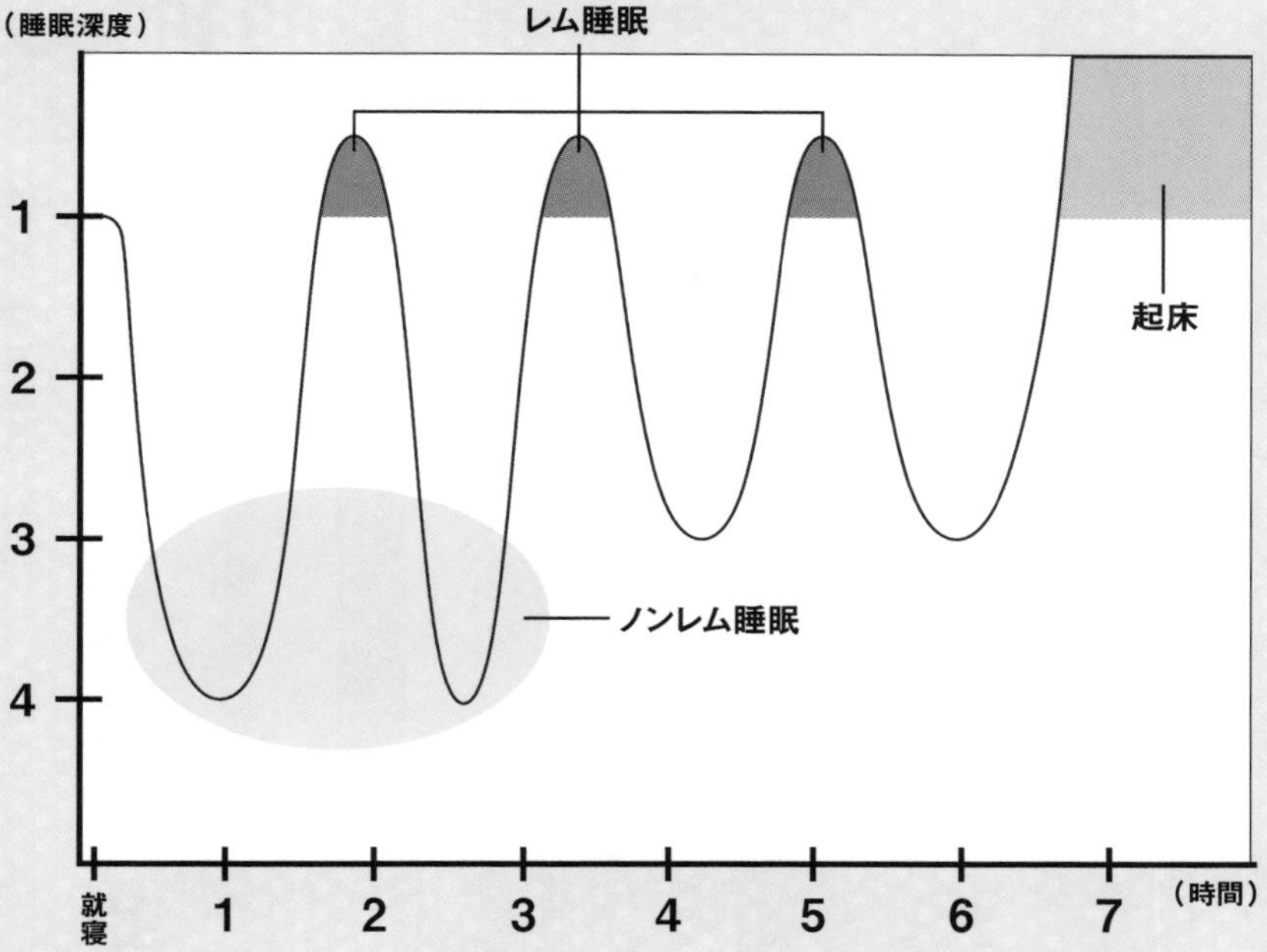


## 健康で長生きしたいなら毎日7時間の睡眠を！

成長ホルモンの分泌を促すために必要な睡眠は、最低４時間半以上。しっかり疲労回復し、免疫力を高めたいなら毎日７時間以上は睡眠をとりたい。

第3章
生活習慣や
運動で
免疫力を上げる

# 寝る前にやっていいこと、悪いこと

## 寝る前の飲酒、スマホはダメ！

皆さんは就寝前にいつもしているルーチンはあるでしょうか？　軽くストレッチをしたり、穏やかな音楽で気持ちを落ち着けたり、その方法は人によってさまざま。なかには「寝つきをよくするため」という口実（？）でお酒を楽しまれる方もいることでしょう。それで実際にぐっすり眠れるのならいいのですが、よかれと思ってやっていることが、**逆に睡眠の質を下げてしまうこともあるので注意が必要です。**

先にあげた「寝酒」は、まさにそうした悪い習慣のひとつ。アルコールを摂取すると脳は覚醒状態になるため、寝ついてもなかなか深い眠り（＝ノンレム睡眠）にはなりません。また、**摂取したアルコールを分解しようと肝臓はフル回転を続けているため、当人は眠っていて意識はなくても、頭と体は活動を続けたまま。これではよい眠りとはいえません。**

多くの人がやっているであろう「スマホいじり」や「長風呂」も就寝前のルーチンとしてはNGです。どちらも交感神経の働きを優位にして、眠りの質を低下させます。

寝つきが悪く、眠くなるまでが手持ち無沙汰だという人は、温かいハーブティーを試してみてください。おなじみのカモミールやラベンダーなら手に入りやすく、安眠、鎮静効果もあるのでオススメですよ。

## 寝る前にやるといいこと／いけないこと

### OK！ 就寝前にコレをやっておこう！

**ハーブティーを飲む**

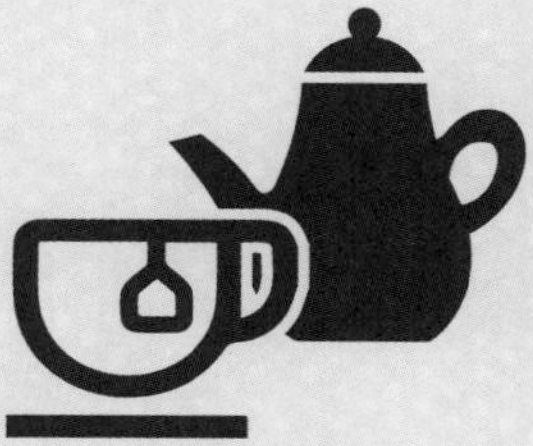

リラックス効果があり、副交感神経が優位になって睡眠の質が向上する。

**ベッドメイク、寝室の換気**

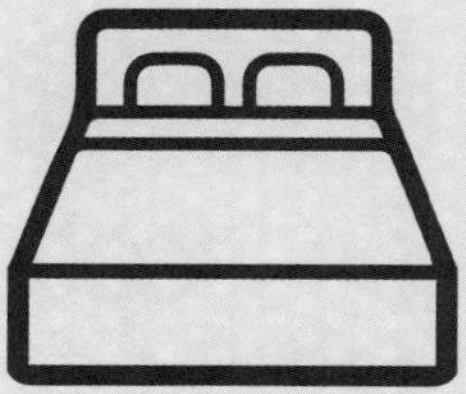

布団を整え、換気をすることで室内の埃が減り、睡眠中の呼吸を楽にする。

**エアコンをつける**

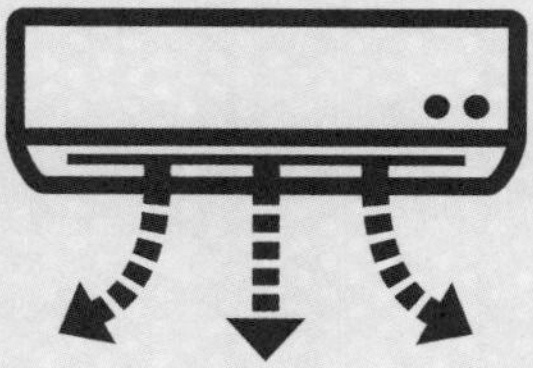

真夏や厳冬期など、室内の温度を一定に保つことで、快適に眠ることができる。

### NG！ 就寝前にオススメできない行動

**お酒を飲む**

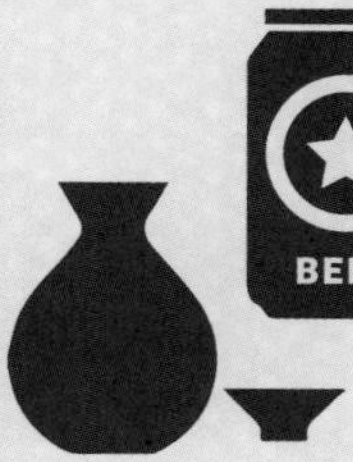


寝酒は睡眠を浅くするため、途中で目が覚めやすく睡眠の質が低下する。

**スマホいじり**

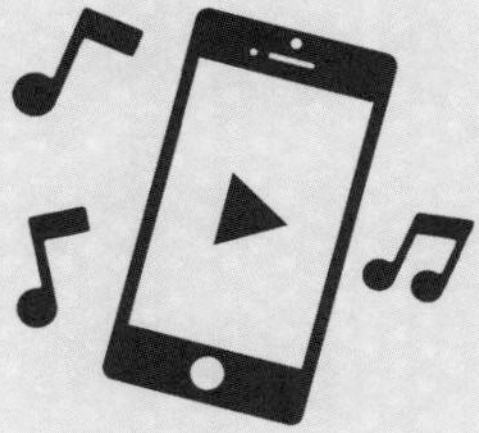

スマートフォンのブルーライトが交感神経を刺激し、メラトニンの分泌を抑制。

**長風呂**

熱い風呂に長時間つかると交感神経が優位になり、眠りにつきにくくなる。

# 映画を見て「泣く」だけでも免疫力が上がる

## 思いっきり泣いて心のデトックス

最近、女性層を中心にひそかな盛り上がりを見せている「涙活《るいかつ》」というものをご存じでしょうか？　「就活」や「婚活」と同じく略語で、**能動的に涙を流すことで気分をスッキリさせ、ストレスを解消する活動のことを意味しています。**社会生活においては、自分の気持ちを素直に表現できないことや、自らの感情を抑えなければならない場面も多く、何かとストレスが溜まりがちです。**「涙活」は、そうして溜め込んだストレスを発散するため、感動的な話や泣ける話などを鑑賞し、思いっきり泣くことで感情を解き放ち、心をデトックスしようというもの。**

実際、感情の高ぶりによって流す「情動」の涙には、緊張や興奮を解き、副交感神経を優位にする働きがあり、気持ちをリラックスさせてくれます。また、**涙を流したあとには、「幸せホルモン」と呼ばれるβエンドルフィンが増加し、これがストレスを和らげて、免疫力も高めてくれるのです。**「涙活」とはこうした心と体のメカニズムをうまく利用したストレス解消法というわけです。

「ちょっと心が疲れたな……」と感じたときには、タオル片手にお気に入りの泣ける映画で思いっきり涙を流しましょう。泣けるエピソードを集めた書籍や朗読ＣＤなども人気のようですので、活用してみてください。

## 涙を流すと気分もリフレッシュ

### 泣いて免疫力が高まるメカニズム

映画やドラマに感動して涙を流す

↓

βエンドルフィン（幸せホルモン）が増加

↓

ストレスが和らぎ免疫力がアップ

# 大声で笑えば最強の体に！

## 免疫力は「笑顔」で鍛えよう

一説には、毎日ニコニコして笑顔を絶やさない人ほど、いつまでも健康で長生きできるといわれています。実際、高齢者やうつ症状のある人に対し、「笑い療法」という治療法を取り入れている病院もあるほど。その医学的な根拠や成果についてはまだまだ研究段階ですが、**何事も楽しみながら取り組み、ポジティブで楽観的な思考をすることは、心身を活性化して健康にしてくれる**のだそうです。

また、人の笑顔を見たり、自分が笑顔になることで、脳内に「幸せホルモン」と呼ばれるドーパミンやβエンドルフィンが分泌されます。これらのホルモンは多幸感をもたらし、心を穏やかにしてストレスも和らげてくれる、いわば心の栄養剤。強いストレスにさらされたときこそ全力スマイルで乗り切りましょう。

もうひとつ、笑いや笑顔がもたらす効果として注目を集めているのが、免疫力の強化です。**笑顔を作ることで、体内に侵入した異物を見つけて攻撃するＮＫ（ナチュラルキラー）細胞が活性化し、免疫機能が強化されることがわかっています。このＮＫ細胞は、一部のがん細胞に対して効果的に働くことから、がんの免疫療法としても大きな期待が寄せられているのです。**笑顔のチカラでがんを克服、いつかそんな時代が本当に来るかもしれません。

## 笑って心身を活性化！

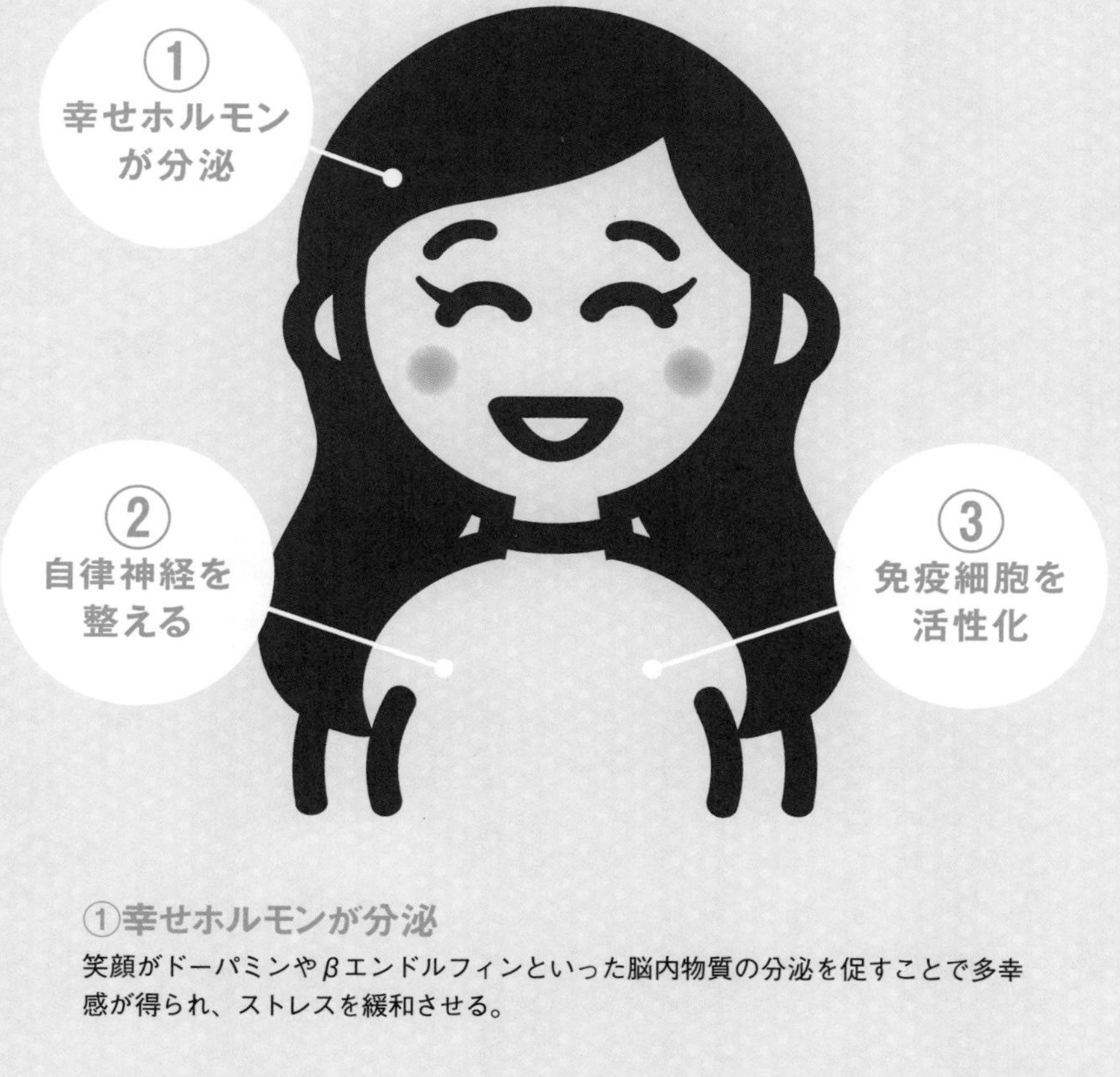


### ①幸せホルモンが分泌

笑顔がドーパミンやβエンドルフィンといった脳内物質の分泌を促すことで多幸感が得られ、ストレスを緩和させる。

### ②自律神経を整える

笑顔が副交感神経の働きを優位にし、自律神経のバランスを整えてくれる。

### ③免疫細胞を活性化

笑うことで体内に侵入した異常な細胞やウイルスを攻撃するNK（ナチュラルキラー）細胞を活性化。がんの発生を抑え、免疫力を向上する。

# 健康になりたいならカラオケをする

## 楽しく歌って身も心も健康に

大声で笑ったり、思いっきり泣いてみたり、感情を表に出すことはストレスの発散、解消に高い効果があることはこれまでもご紹介したとおり。同時に免疫力も鍛えられて、心身ともに健康になれる一石二鳥の解消法なのですが、「一人でやるのはちょっと……」とか「どうせなら楽しみながら発散したい」という人もいるはず。そんな方にはカラオケをオススメします。

**カラオケなら思いきり大きな声を出すこともできるし、好きな歌を存分に歌いまくれば、楽しくストレスを発散できます。**最近は一人でカラオケする「ヒトカラ」人口も増えているので、他人に歌を聞かれるのが恥ずかしいという人でも安心して楽しめますね。

じつは、カラオケがもたらす健康効果は科学的にも証明されています。我々は普段、息をするとき胸を大きく動かす「胸式呼吸」をしていますが、**歌っているときにはお腹を膨らませる「腹式呼吸」になりやすいのです。この「腹式呼吸」に変わることで自律神経の集中している横隔膜が活発に動き、副交感神経が働いて、免疫機能がアップしたり、気分が落ち着いたりといった効果が得られます。**

歌いながら身振り手振りも加えれば、気分も一層盛り上がるうえ、適度な全身運動にもなってまさに一石三鳥、四鳥の効果です。

## カラオケが健康にいい4つの理由

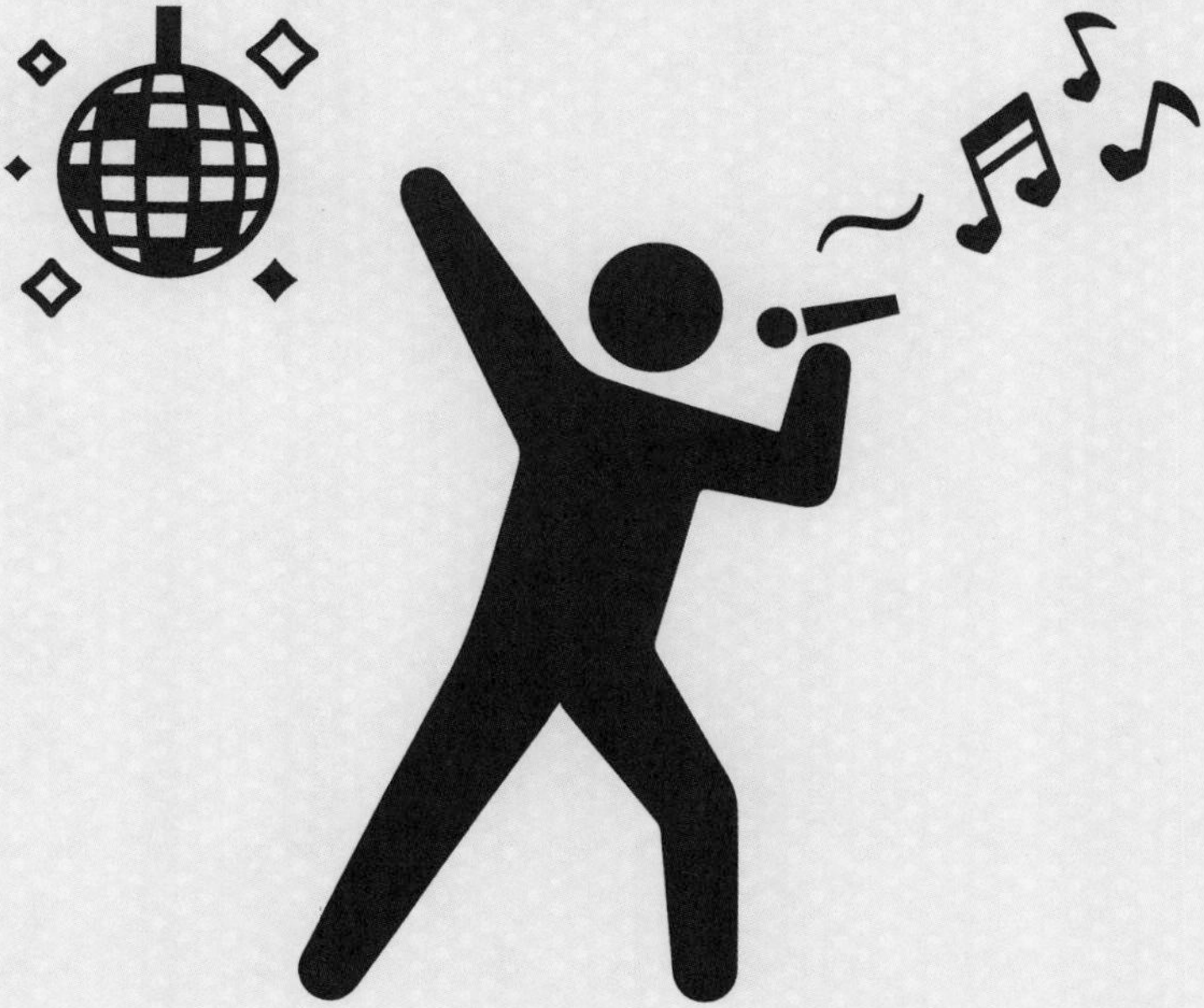


### ① 大きな声で歌えば気分もスッキリ

大きな声で歌うと気分がスッキリするが、お腹から声を出すようにすると横隔膜が動いて自律神経が刺激され、さらに効果的に。

### ② 歌うと唾液の量が増加

歌うことで唾液の分泌量が増加。これにより免疫力が強化され、同時に活性酸素を除去する効果で老化防止にも役立つ。

### ③ 表情筋を動かしてストレスホルモンを撃退

楽しく歌うことで表情筋が大きく動くと、以前の楽しかった記憶がよみがえり、コルチゾール（ストレスホルモン）を減少させる。

### ④ 身振り手振りも加えて歌いながら全身運動

大きく口を開けて歌うことで顔全体の筋肉を使う他、身振り手振りを加えて歌えば、カラオケを楽しみながら全身運動にもなる。

# 会話で免疫力アップ！「すみません」より「ありがとう」

## 素直に謝るのはいいことだけど……

取引先の相手や上司に対して、何度もくり返し「すみません、すみません」と謝罪している場面。ビジネスシーンではたまに目にする光景です。取り返しのつかないミスをしてしまったり、誰かに多大な損害を与えたりしたのであれば、とにかく誠心誠意、心を込めて謝罪をすべきですが、実害がないレベルの失敗だったり、挽回可能なことであれば、ただ謝るだけではなく、「ありがとう」と感謝の気持ちを伝えて、前向きに対処する習慣を身につけましょう。

**人間は誰かに謝罪をするとき、強いストレスを感じています。「すみません」と口にするたびに、脳が負い目や罪悪感を覚えるためです。普段から何かにつけて「すみません」と連呼している人は、そのたびにストレスを溜め込んでいるといっても過言ではありません。**

一方、何かをしてもらったことに感謝し、「ありがとう」と気持ちを伝えるとき、脳内には「βエンドルフィン」という幸せホルモンが分泌されます。これは強い多幸感をもたらし、ストレスを緩和する効果もあるので、重く張り詰めた空気を切り替えるきっかけとしてもピッタリです。緊張した表情も自然と和らぎ、笑顔を意識して会話を続ければ、**気分もポジティブに。さらに笑顔のチカラで免疫力を高める（112ページ参照）こともできるのです。**

## ストレスを和らげる「感謝」の言葉

### 謝ってばかりいるとストレスが溜まる

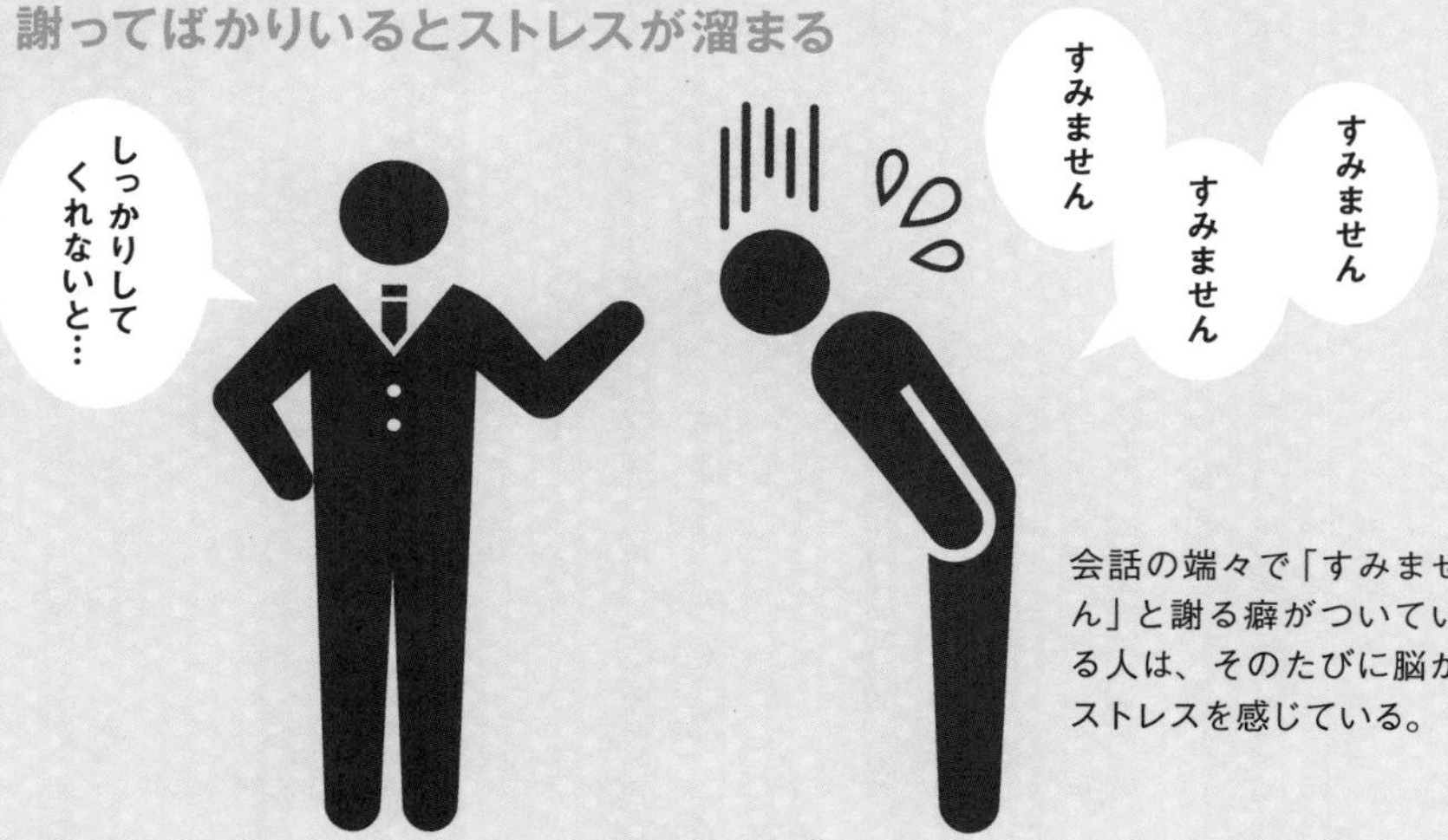
しっかりして
くれないと…
すみません
すみません
すみません

会話の端々で「すみません」と謝る癖がついている人は、そのたびに脳がストレスを感じている。

### 感謝の言葉で脳を幸せに

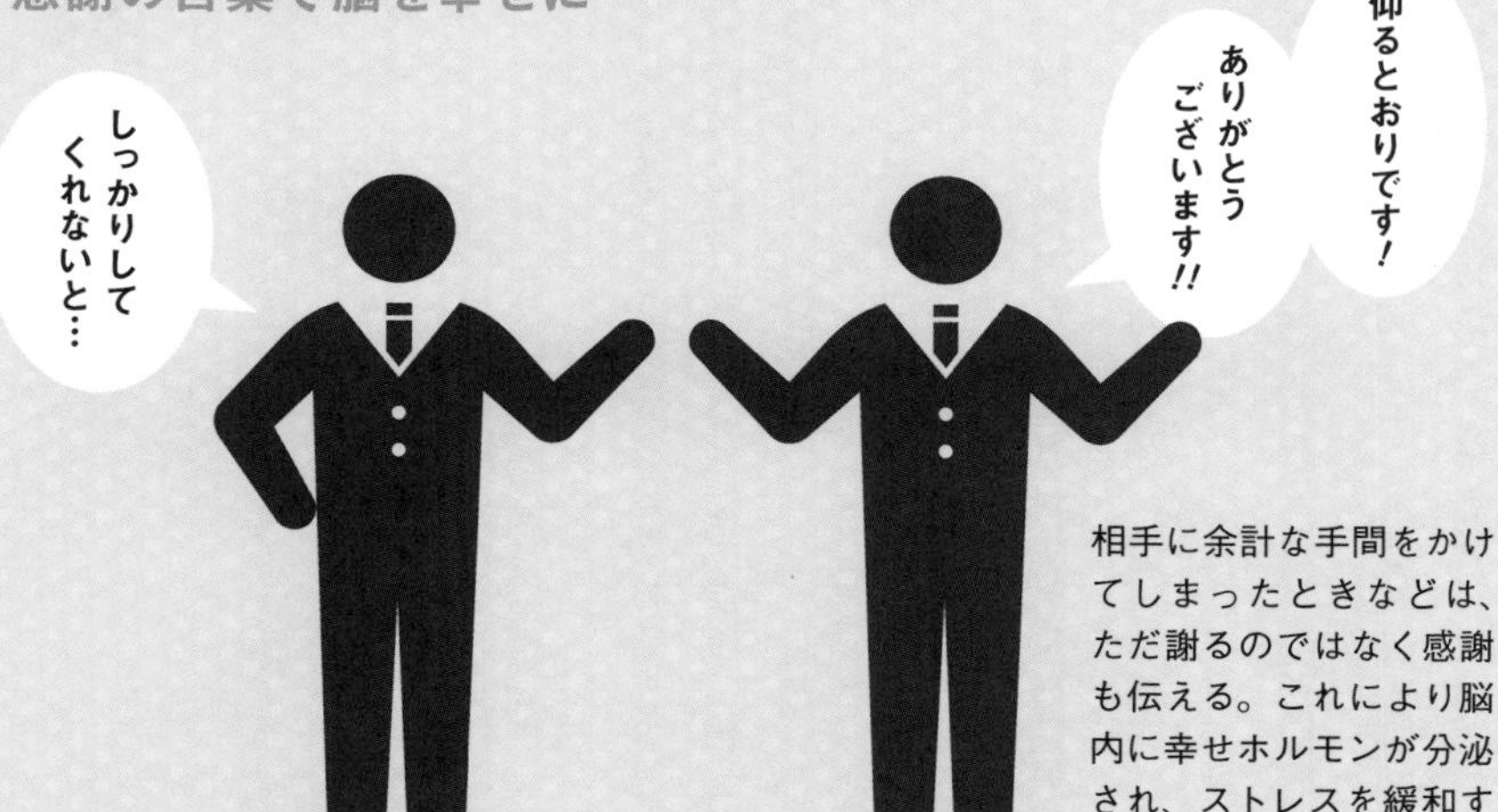
しっかりして
くれないと…
仰るとおりです!
ありがとう
ございます!!

相手に余計な手間をかけてしまったときなどは、ただ謝るのではなく感謝も伝える。これにより脳内に幸せホルモンが分泌され、ストレスを緩和することができる。

第3章 生活習慣や運動で免疫力を上げる

# 日光を浴びるのは超重要

## 毎朝の日光浴から1日のスタートを

1日の活動時間の大半を自宅やオフィスで過ごしているため、外に出て日光を浴びる機会はほとんどないという人、結構多いのではないでしょうか？　とくに最近はビジネス環境の多様化が進み、在宅したままリモートで働くテレワークのようなスタイルも徐々に広がりを見せています。こうした人の中には、毎日の通勤がなくなって、より一層外に出る機会が少なくなった、という人も増えているそうです。

意外と知られていませんが、**太陽の光には免疫力を高める効果があるといわれています。具体的には、日光を浴びることで体内でビタミンDが作られ、これが免疫力をアップしてくれるのです。**ビタミンDは年齢を経るごとに減少していく物質なので、日光を浴びない生活を続けているとビタミンD不足になりがち。毎日15分を目安に買い物や散歩などに出かけ、日光を浴びる習慣を作りましょう。

朝に強い人は、目覚めたらすぐに朝日を浴びるのがオススメです。朝日には狂った生活のリズムを整え、体内時計をリセットする効果があるといわれています。**また、成長ホルモンの生成を促すメラトニンの分泌量も増えるため、睡眠の質が向上して免疫力がアップ。**朝日を浴びながら軽く体を動かせば、心身ともに清々しく1日の始まりを迎えられることでしょう。

## 1日15分の日光浴が睡眠の質を上げる

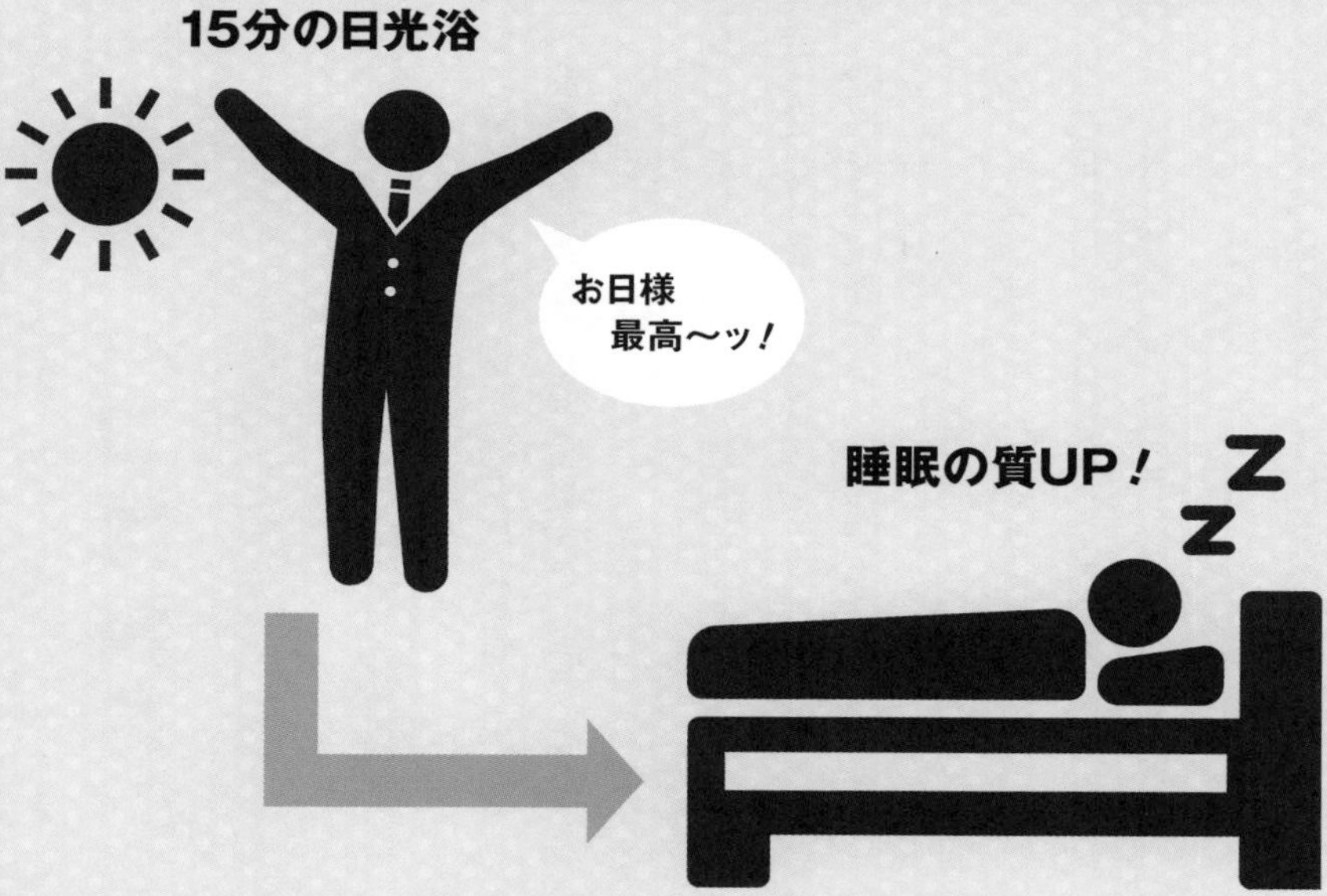
15分の日光浴
お日様
最高〜ッ！
睡眠の質UP！
Z
z

朝、15分ほどの日光浴で体内時計をリセットし、生活リズムを正すことができる。また、適度な日光浴は成長ホルモンの生成を促すメラトニンの分泌を増やし、眠りの質を向上する（＝免疫力を高める）効果もある。

朝日を見ながら体操
日当たりのいい道を
通って通勤
休憩は日光浴も兼ねて

第3章
生活習慣や
運動で
免疫力を上げる

# 免疫力を上げたいなら タバコはNG

## タバコは免疫機能にとって最大の敵

かつて昭和の頃は、男性はタバコを吸うのが当たり前。8割以上の人が喫煙者でした。ところが今や、度重なる増税や近年の健康ブームの影響などもあり、男性の喫煙者は3割未満。女性に至っては1割を大きく割り込んでいる状況です。欧米では映画やテレビの劇中でタバコを吸っているシーンすら忌避されるほどで、その嫌われっぷりは相当なものといえるでしょう。

タバコの煙には、人体にとって有害な成分がなんと200種類以上も含まれています。なかでも**主成分のニコチンやタールは、がんの発症リスクを高める物質として知られていますが、最近の研究では免疫力を低下させる作用があることもわかっています。**

タバコの煙は体内に取り込まれると、唾液や血液に溶け込み、体中のさまざまな臓器や血管を傷つけて、徐々に体の機能を弱らせていきます。また、**免疫力をサポートするリンパ球やビタミンCも著しく減少させてしまうため、人体の免疫機能にとっては最強・最大にして、最悪の難敵ともいえるでしょう。**

タバコは自身の寿命を縮めるだけでなく、身の回りの大切な人の命をも脅かすものです。毎日高いお金を払って、自ら健康を手放したいですか？　家族と元気で長生きしたいなら、タバコは今すぐにやめるべきです。

## 今すぐ禁煙すべき理由はこんなにある

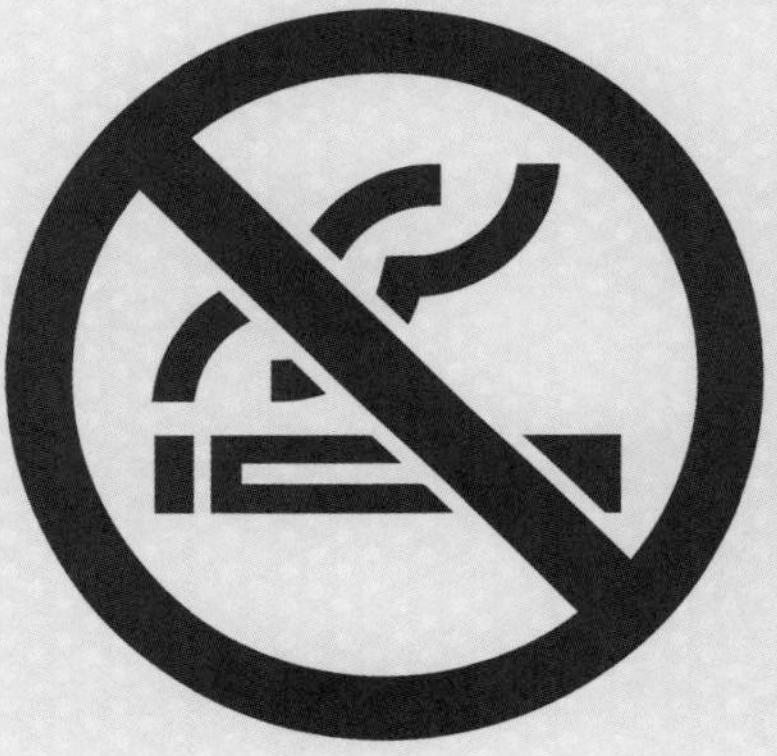

### タバコの煙は有害物質だらけ

タバコに含まれる有害物質は200種類以上。このうち発がん性のあるものだけでも50種類以上といわれている。

### 心筋梗塞、狭心症のリスクが３倍

喫煙者の心筋梗塞や狭心症などによる死亡リスクは非喫煙者の1.7倍。１日50本以上吸う人は３倍以上といわれる。

### 家族や友だちまで不健康にする

タバコを吸わなくても、その副流煙による受動喫煙で心筋梗塞、狭心症を発症し、死亡する確率は通常の1.3～2.7倍。

### ビタミンCを大量に消費する

タバコを１本吸うと１日に必要なビタミンC（100mg）の約半分を失う。１日１箱吸う人は1000mgも失うことになる。

### 男性８年、女性は10年も寿命が縮む

タバコは肺だけでなく、さまざまな部位でがんの原因となる。男性で８年、女性は10年寿命が縮むというデータも。

### 加熱式タバコも紙巻きタバコと同じ

火を使わず、煙や匂いも少ないことから人気の加熱式タバコだが、含まれる有害物質は従来のタバコと変わらない。

第3章　生活習慣や運動で免疫力を上げる

# チェックポイント

日々の暮らしの動作を
ちょっぴり工夫して
**身も心もスッキリ**

P.82〜91

ハードワークの必要なし！
**軽い運動も毎日続ければ**
**免疫力はアップする**

P.92〜97

疲労回復だけじゃない
**毎日のお風呂習慣で**
**健康的にストレス解消**

P.98〜103

いつまでも健康で
長生きしたいなら
**毎日7時間以上眠りなさい**

P.104〜109

何事にもつねに前向きに！
**ポジティブ思考が**
**免疫力を高める**

P.110〜121

巻末付録

# 免疫用語事典

## マクロファージ

白血球のひとつで単球に分類される細胞。骨髄から生まれた単球が血液中に放たれ、組織に移行した後にマクロファージへと変化する。直径15～20マイクロメートルとサイズはかなり大型。細胞内に消化器官を持っており、異物を発見するとなんでも取り込んで食べてしまう。その性質から「貪食細胞」とも呼ばれる。体外から侵入した異物に限らず、老化した赤血球やその他の老廃物なども処理の対象。また、こうした異物を食べるとともに、異物の侵入をヘルパーT細胞に知らせる。ヘルパーT細胞がそれを知ると獲得免疫の反応が始まるわけだ。このようにマクロファージは異物を駆除する先発隊であり、獲得免疫への橋渡しも行なう非常に重要な細胞である。

## 樹状細胞

白血球のひとつで単球に分類される細胞。マクロファージと同様に骨髄から生まれた単球から変化する。「樹状」の名前が示すとおり、たくさんの突起が樹木の枝のように伸びた形をしている。異物を発見すると取り込んで食べるが、マクロファージと違って駆除が目的ではなく、食べるのは異物の情報を分析するため。食欲もマクロファージほど旺盛ではない。そして食べた異物の情報を詳細にヘルパーT細胞やB細胞に伝える。なお、樹状細胞は血液内だけではなく、リンパ節やリンパ組織、表皮など体中に分布している。全身の至るところで異物の侵入を監視し、発見したらすぐに食べ、その情報をヘルパーT細胞やB細胞に知らせる役目を担っている。

## T細胞

白血球のひとつで獲得免疫反応の中心となる細胞。骨髄で生まれた細胞が胸腺という臓器に入り、そこで教育を受けて成熟したものがT細胞となる。胸腺（Thymus）の頭文字を取ってT細胞と名付けられた。このT細胞には役割の異なるいろいろな細胞が存在し、代表的なものとしてヘルパーT細胞、キラーT細胞、サプレッサーT細胞があげられる。

## ヘルパーT細胞

T細胞のうち司令塔の役割を務める細胞。マクロファージや樹状細胞から異物の情報を受け取ると、キラーT細胞やB細胞に指令を出し、異物への攻撃を呼びかける。それと同時にマクロファージや好中球などの自然免疫チームを活性化させ、異物を捕食する活動をさらに盛んにさせる。厳密にはヘルパーT細胞にはTh1とTh2という2種類の細胞が存在し、キラーT細胞に異物への攻撃を命令するTh1と、B細胞に抗体の産生を呼びかけるTh2にそれぞれ分けられる。この2つは相反する関係にあり、どちらかが活性化するともう片方は抑えられるという仕組みになっている。通常は両者がけん制し合って免疫全体のバランスを取っているが、なんらかの原因でどちらかに偏ると悪影響が現れる。とくにTh2がTh1より優勢になったとき、アレルギー症状を引き起こしやすいことがわかっている。

## キラーT細胞

T細胞のうち異物を直接攻撃する役目を担う。ヘルパーT細胞（Th1）から指令を受けると、異物への攻撃を開始する。このキラーT細胞が標的にするのは、病原菌そのものではなく、おもにウイルスに感染した自己細胞。その細胞をアポトーシスという〝細胞の自殺〟に導き、破壊する。また、同様にがん細胞に対しても攻撃・破壊を行なう。このようにキラーT細胞はあくまでも自分自身の細胞を標的とし、病原菌そのものを相手にするB細胞とはすみ分けがされている。

## サプレッサーT細胞

T細胞のうち免疫反応にストップをかける役割を持つ。ヘルパーT細胞（Th1）が指令を出し、キラーT細胞が攻撃をするという流れは、そのまま続くと自分の体をどんどん傷つけてしまうことになる。そこで異物の駆除が終わったのを見計らって終了の合図を出すのがサプレッサーT細胞である。具体的には樹状細胞の活動をやめさせ、それにより異物の情報を得られなくなったヘルパーT細胞も止まるという形になる。同時にB細胞による抗体の産生にもストップがかかり、抗体の過剰が原因のアレルギー症状を抑える役目も担っているとされている。

## B細胞

白血球のひとつで、T細胞とともに獲得免疫反応の中心を担う細胞。骨髄で生まれ、そのまま骨髄で成熟した細胞がB細胞となる。骨髄（Bone marrow）の名前に由来してB細胞と呼ばれるようになった。ヘルパーT細胞(Th2)の指令によって活性化され、抗体を作って異物を攻撃する。感染した自己細胞を攻撃するキラーT細胞とは対照的に、B細胞が標的にするのはウイルスや細菌そのもの。これらを認識して分析し、相手に合わせた最適な抗体を作って攻撃する。また、一度分析した相手の情報を記憶する機能があり、再び出会ったときにはより迅速に抗体を作り出す。これがいわゆる〝抗体がある〟と呼ばれる状態である。

## NK細胞

白血球のリンパ球のうちT細胞にもB細胞にも属さない細胞。ウイルスに感染した細胞やがん細胞を発見すると、独自に動いてこれらを死滅させる。この生まれながらの殺傷能力から「N（ナチュラル）K（キラー）」と名付けられた。日々生まれるがん細胞を随時破壊してくれる頼もしい免疫細胞だが、加齢やストレスなどによりその働きが低下すると、がん細胞の増殖を招くことになるので要注意だ。

## 抗原

体に侵入したウイルスや細菌、感染した細胞、アレルギー症状の元となる花粉など、免疫細胞が反応する〝敵〟の総称。病原体のみならず、輸血した他人の血や移植した他人の臓器なども、免疫反応を引き起こす抗原である。輸血の際に血液型を合わせるのは、抗原として認識されないようにするため。例えばA型の人にB型の血液を輸血するとそれが抗原とみなされ、免疫反応が起こって腎臓障害などの危険な状態に陥ることがある。ちなみに、病原体の抗原を弱毒化して人に投与できるようにしたものがワクチン。これを体内に入れると抗体が作られ、その病気にかかりにくくなったり、かかっても重症化しにくくなるという効果を得られる。

## 抗体

B細胞が病原体を攻撃するために作り出す物質。Yの字の形をした〝飛び道具〟のようなもので、病原体にくっついて無力化させる働きをする。抗体が結合した病原体はマクロファージや好中球に食べられやすくなり、これらが捕食することで病原体が駆除される、という仕組みである。この抗体は病原体ごとに特化して作られ、例えばはしかに対して作られた抗体ははしかにしか効かず、おたふく風邪など他の病気に対しては無効。どの病気に対して効くかは遺伝子の組み合わせによって変わり、その種類は1兆とおり以上もあるという。こうして出来た抗体は血液中を流れ、同じ病原体が再び侵入してきたときに迅速に反応するのである。

## HLA抗原

自分の細胞と外から入ってきた細胞を見分けるための〝名札〟のようなもの。すべての細胞の表面に存在している。免疫システムはこのHLA抗原を見て、自分の細胞は攻撃せず、外から入ってきた細胞のみを攻撃する。広義ではMHC抗原と呼ばれ、ヒトの場合に限ってHLA抗原という。このHLA抗原は人によって異なり、同じHLA抗原を持つ人は数万人に1人とも。ちなみにこの〝自分とその他を区別する仕組み〟には曖昧なところもあり、例えば食べて消化器官に入ったものは〝自分以外〟ではあるが基本的に免疫反応は起こらない。このような現象は「免疫寛容」と呼ばれている。ただし、食べ物によってはアレルギー症状が出る場合もあるなど、寛容の範囲は明確にはわかっていない。

## サイトカイン

細胞と細胞が情報のやり取りをする際に使われる物質。例えばマクロファージが異物の発見をヘルパーT細胞に伝えるとき、マクロファージはサイトカインを分泌し、そのサイトカインに気付いたヘルパーT細胞が攻撃指令を開始する、といった具合だ。そのヘルパーT細胞がキラーT細胞に攻撃を促すのも、B細胞に抗体の産生を呼びかけるのも、すべてサイトカインの分泌によって行なわれる。これらのサイトカインはそれぞれ種類が違い、血液中にさまざまなサイトカインが流れる中、各細胞は自身に関係のあるサイトカインを認識して活動のスイッチが入る仕組みになっている。なお、感染症などによりサイトカインが過剰に分泌されると、炎症が起きて血栓が出来やすくなり、心筋梗塞や脳梗塞、多臓器不全などを引き起こすサイトカインストームの状態になることもある。

## 細菌、ウイルス

細菌は細胞を持った生物であるのに対し、ウイルスは細胞構造を持たない、はるかに小さな物質というのが大きな違い。人に有害な細菌としては大腸菌や結核菌、ウイルスはコロナウイルスやインフルエンザウイルスなどが代表的。ウイルスは自力で増殖できないため、他の細胞に寄生し、その機能を利用して増殖する形をとる。ウイルスに侵入された細胞が感染細胞だ。免疫細胞の中には、細菌を狙って攻撃するもの、ウイルスを標的とするもの、ウイルスに感染した細胞を攻撃するものなど、さまざまな役割のタイプが存在。なかにはマクロファージのように細菌・ウイルスかまわず食べてしまうものもいる。

【監修者紹介】

**石原新菜**（いしはら・にいな）

医師・イシハラクリニック副院長。

帝京大学医学部卒業後、同大学病院で2年間の研修医を経て、父・石原結實（ゆうみ）氏のクリニックで主に漢方医学、自然療法、食事療法を用いた種々の病気治療にあたっている。

クリニックでの診察のほか、わかりやすい医学解説と親しみやすい人柄で、講演、テレビ、執筆活動と幅広く活躍している。著書には『病気にならない蒸しショウガ健康法』（アスコム）、『「体を温める」と子どもは病気にならない』（PHP研究所）など多数。


【参考文献】

『免疫力を上げて得する人になるコツ33』（監修 石原新菜・Gakken）／『医者が教える免疫力を上げる食事術』（監修 石原新菜ほか・宝島社）、『カラー図解　免疫学の基本がわかる事典』（著者 鈴木隆二・西東社）、『3日でわかる免疫』（監修 奥村康・ダイヤモンド社）
※このほかにも多くの書籍やWebサイトなどを参考にしております。

【STAFF】
編集 ―――――――― 株式会社ライブ（竹之内大輔／畠山欣文）
制作 ―――――――― 青木聡（An-EDITOR.）／村田一成／横井顕
装丁 ―――――――― I'll Products（成富英俊）
本文デザイン ――― 寒水久美子
図版作成 ――――― 寒水久美子／内田睦美
DTP ――――――― 株式会社ライブ

眠《ねむ》れなくなるほど面白《おもしろ》い
**図解《ずかい》 免疫力《めんえきりょく》の話《はなし》**

2020年10月10日　第1刷発行
2024年10月20日　第17刷発行

監修者　石原新菜《いしはらにいな》
発行者　竹村　響
印刷所　株式会社光邦
製本所　株式会社光邦
発行所　株式会社日本文芸社
〒100-0003　東京都千代田区一ツ橋1-1-1 パレスサイドビル8F

乱丁・落丁本などの不良品、内容に関するお問い合わせは
小社ウェブサイトお問い合わせフォームまでお願いいたします。
ウェブサイト　https://www.nihonbungeisha.co.jp/

©NIHONBUNGEISHA 2020

Printed in Japan 112200925-112241007Ⓝ17　(300038)
ISBN978-4-537-21830-5
（編集担当：上原）

法律で認められた場合を除いて、本書からの複写・転載（電子化を含む）は禁じられています。

また、代行業者等の第三者による電子データ化および電子書籍化は、いかなる場合も認められていません。